Las
recetas
de
Blanca

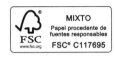

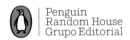

Primera edición: octubre de 2021

© 2021, Blanca García-Orea Haro
© 2021, Penguin Random House Grupo Editorial, S. A. U.
Travessera de Gràcia, 47-49. 08021 Barcelona

Printed in Spain – Impreso en España

Fotografías de interior: Elena Bau
Ilustraciones de interior y cubierta: Ramon Lanza
Diseño y maquetación: Eva Arias

ISBN: 978-84-18055-16-4
Depósito legal: B-12858-2021

Impreso en Gráficas 94 de Hermanos Molina, S. L.
Sant Quirze del Vallès (Barcelona)

DO 55164

Blanca García-Orea Haro
@blancanutri

Las recetas de Blanca

Todo se cocina en el intestino

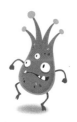

Grijalbo

Índice

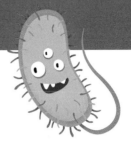

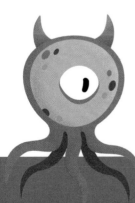

Al chef de mi casa y compañero
de mi vida, Jorge

Prólogo

No recuerdo mi vida sin dolor de estómago. Pero hace unos 5 años, tuve la suerte de dar con los profesionales adecuados, entre ellos Blanca Nutri, que por fin encontraron el origen de esos dolores, y del malestar y cansancio constantes: tengo intolerancia a la fructosa, al gluten y a la histamina, entre otras cosas.

Hasta hace poco, era prácticamente imposible localizar recetas aptas —¡y ricas!— para personas con un cuadro clínico como el mío, así que me puse a buscar y a investigar como una loca, implicando incluso a mi madre. Después de hacer mil pruebas conseguí comer lo más parecido a lo que comía la gente que me acompañaba, aunque variando los ingredientes, claro está.

Vivir así no es nada fácil y a las personas que tienes a tu alrededor, normalmente, les cuesta comprenderlo; no puedes comer casi nunca lo que te apetece sino lo que puedes ingerir sin pasarlo mal.

El libro de Blanca está lleno de recetas para personas como yo, y los «recién llegados» a esta problemática no sabéis la suerte que supone tener una obra tan accesible y sencilla al alcance: antes no había forma ni lugar donde encontrar recetas ricas, sanas y fáciles de preparar. Si no os sale alguna receta a la primera, no desistáis, al final lo conseguiréis. Os recomiendo las recetas al cien por cien; no solo me encargué de la realización de las fotos del libro, sino también he visto a Blanca prepararlas. Las he probado todas; y son reales y buenas, y permiten a personas como yo sentir que podemos comer de una forma «casi normal».

Gracias, Blanca, por ponerte en nuestra piel, por esforzarte tanto en tu empeño y por hacernos sentir más acompañados.

ELENA BAU

Introducción

Después de impartir con mucho éxito mi curso «El intestino, nuestro segundo cerebro» sobre la microbiota, en el que aprendíamos qué hacen las bacterias en nuestro interior, cómo se comportan, de qué se alimentan, cómo influyen en la inmunidad, las enfermedades, y, además, cuál es la relación entre el estado de ánimo, las emociones y nuestro intestino, decidí escribir mi primer libro, *Dime qué comes y te diré qué bacterias tienes*. Este es un resumen de los temas tratados en el curso y en él he intentado hacer accesible el tema de la microbiota mediante un lenguaje que todo el mundo entendiera. He visto la necesidad de hacerlo después de atender repetidamente en consulta y en mis redes sociales a personas totalmente desmotivadas a la hora de introducir un cambio en la alimentación. Creo que, si se hace algo divertido e interactivo, el mensaje oculto de la alimentación puede calar: salud y calidad de vida, y no imagen corporal.

El libro que tienes en las manos es una propuesta para llevar a la práctica toda la teoría que aprendimos en el anterior. En él encontrarás recetas fáciles para la familia, adaptadas a intolerancias o ciertas alergias, además de trucos para colocarlas en la nevera o distribuir el plato. También aprenderás la diferencia entre grasas malas y buenas, más trucos para reducir el índice glucémico de los alimentos, cómo sustituir el azúcar en los platos, qué alimentos debes tomar para dar de comer a los bichitos que viven dentro de ti (tu microbiota), una práctica lista de la compra, menús semanales para omnívoros y vegetarianos y adaptados a dietas bajas en FODMAP, y mucho más. Todo se ha recogido de una forma sencilla y completa para que puedas sacarle el mayor partido.

¡Espero que te resulte útil!

El objetivo de este libro es ayudar:

- En primer lugar, a personas que tienen poco tiempo para cocinar
- A personas con intolerancias o alergias (muchas recetas están adaptadas)
- También a celíacos (todas las recetas son sin gluten)
- A quienes sufren trastornos digestivos y necesitan hacer preparaciones sencillas, con pocos ingredientes
- Son recetas aptas para niños a partir de 1 año y para embarazadas
- Por último, a quienes quieren aprender a comer sano y rico sin azúcares, sin edulcorantes y sin harinas refinadas ni aditivos artificiales

En estas recetas no se han incluido carbohidratos como el azúcar o las harinas blancas o refinadas, ni edulcorantes ni aditivos artificiales. Tampoco se ha añadido ningún alimento que contenga gluten.

Por tanto, la mayoría son recetas con un contenido bajo o medio en hidratos de carbono, y lo más importante: son platos de calidad en lo que respecta al aporte nutricional.

Los hidratos de carbono que nos interesan son los que liberan glucosa al torrente sanguíneo de forma lenta, entre ellos:

- Fruta
- Verdura
- Legumbres
- Tubérculos
- Cereales integrales

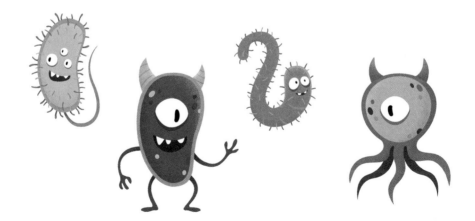

Los carbohidratos refinados, por el contrario, **aportan pocos nutrientes y poca fibra**, y, además, producen mayores picos de insulina.

- Zumos (también los naturales, desprovistos de la fibra)
- Refrescos
- Pasta blanca
- Harinas refinadas (bollos, galletas, etc.)
- Azúcares (chucherías, helados, etc.)

He intentado ofrecerte un plan de alimentación perfecto a corto y largo plazo, bajo o medio en hidratos de carbono, rico en grasas de calidad y equilibrado en proteínas, que te permitirá:

- Perder grasa
- Favorecer tu microbiota
- Comer bien y de todo
- Incrementar la saciedad
- Mejorar la inflamación

Las recetas también están adaptadas a ciertas intolerancias y alergias, y para entenderlo bien es preciso que diferenciemos entre unas y otras:

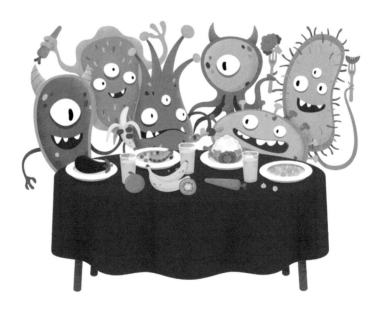

Diferencia entre intolerancias y alergias

ALERGIA	INTOLERANCIA
Hablamos de **alergia** cuando el organismo entra en contacto con una sustancia que identifica como una amenaza y, para defenderse de ella, desencadena un proceso inflamatorio de anticuerpos IgE que causa rojeces, edemas, inflamación de labios y boca, problemas respiratorios, *shock* anafiláctico... Se trata de reacciones graves que pueden comprometer la vida.	Una **intolerancia** se produce cuando nuestro organismo no es capaz de digerir o procesar algún componente de un alimento, lo que puede desencadenar problemas digestivos, como vómitos, náuseas, hinchazón, gases, diarreas, ostreñimiento, etc. Además, las intolerancias también pueden ser la base de ciertos problemas dermatológicos, como el acné, o el dolor de cabeza, la migraña, etc. Su efecto es tal que también pueden impedir la pérdida de peso o incluso el aumento. El impacto de una intolerancia afecta a la calidad de vida y esto no sucede con la alergia.

En la columna de intolerancia continúa:

• **La intolerancia a la lactosa** es la incapacidad de digerir el azúcar de la leche, la lactosa.

• **La intolerancia a la fructosa o sorbitol** es la incapacidad para digerir el azúcar de la fruta y de algunos vegetales, principalmente.

Es importante saber que las intolerancias son dosis-perso-na-dependientes; es decir, es posible que dos personas intolerantes a la lactosa o a la fructosa, por ejemplo, puedan tolerar distintos tipos de alimentos y en diversas cantidades aun teniendo la misma intolerancia, por lo que a la hora de escoger recetas debes fiarte de lo que sabes que puedes comer.

Como te contaba en mi libro *Dime qué comes y te diré qué bacterias tienes*, para poder corregir una intolerancia debes buscar su causa. Lo que te siente bien o mal también dependerá de la fase en la que se encuentre tu intoleran-cia.
Por ejemplo, si esa intolerancia la produce una celiaquía, cuando empieces a desinflamar el intestino (dejando de comer gluten por completo), seguramente tolerarás cada vez más alimentos.

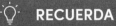
La microbiota intestinal es el conjunto de microorganismos (bichitos) que componen nuestro intestino (bacterias, hongos, arqueas, parásitos, virus, etc.). Tenemos bacterias buenas y otras potencialmente malas; es decir, no nos causarán problemas siempre que no crezcan en exceso y se mantenga un equilibrio. Si este equilibrio se rompe, podemos empezar a tener problemas, ya que la proporción entre microbiota beneficiosa y patógena se desequilibrará y esta última crecerá.

En la imagen de la página siguiente podemos ver qué es lo que condiciona el tipo de microbiota que tenemos.

Encontrarás la explicación exhaustiva sobre cómo los hábitos influyen en nuestra microbiota en mi libro anterior *Dime qué comes y te diré qué bacterias tienes*.

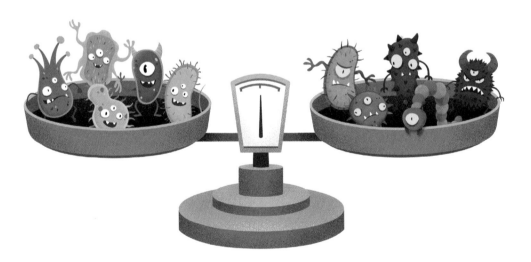

CÓMO INFLUYEN LOS HÁBITOS EN NUESTRA MICROBIOTA

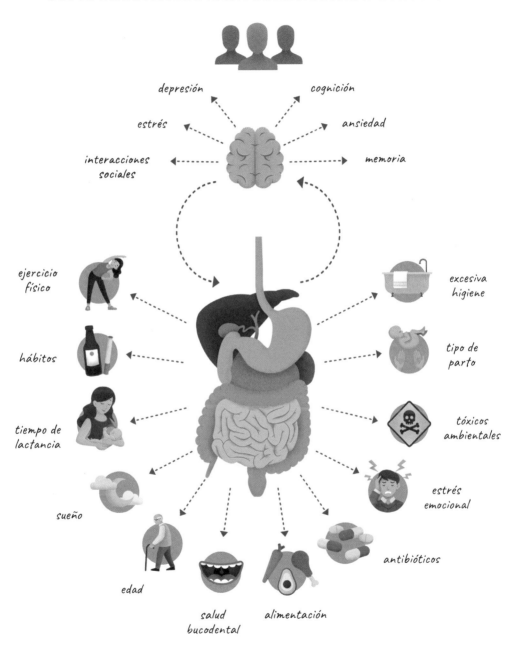

depresión

cognición

estrés

ansiedad

interacciones
sociales

memoria

ejercicio
físico

excesiva
higiene

hábitos

tipo de
parto

tiempo de
lactancia

tóxicos
ambientales

sueño

estrés
emocional

edad

antibióticos

salud
bucodental

alimentación

CAPÍTULO 1

¿Cómo repartir tu plato?

Todos conocéis estos dibujos que muestran qué proporciones deben guardar los grupos de alimentos si queremos comer de manera completa, saludable y equilibrada. Veamos ahora qué grupos de alimentos tienen que componer nuestro plato.

Carbohidratos bajos en almidón	
	Frutas y verduras: acelgas, espinacas, lechuga, canónigos, tomate, berenjena, judías verdes, puerro, cebolla, ajo, coliflor, brócoli, piña, frutos rojos, melocotón, uvas, etc.

Carbohidratos ricos en almidón	
	Vegetales: plátano verde, patata, calabaza, maíz, batata, boniato, nabo, zanahoria, etc.
	Cereales integrales y granos: quinoa, arroz integral, avena integral, centeno integral, espelta integral, trigo integral, cebada integral, trigo sarraceno, mijo, etc. y sus derivados como panes, pastas integrales...
	Legumbres: lentejas, guisantes, garbanzos, frijoles, etc.

Proteínas	
	De origen animal: carne, pescado, pollo, pavo, huevo, marisco, etc.
	De origen vegetal: tofu, garbanzos, lentejas, etc.

Grasas buenas

Aguacate	Aceite de oliva virgen extra
Frutos secos y semillas	Pescado azul: anchoas, sardinas, boquerones, etc.
Huevo	Aceitunas
Queso curado	Yogur o kéfir natural y entero
Mantequilla	Cacao o chocolate >85% de cacao
Coco	

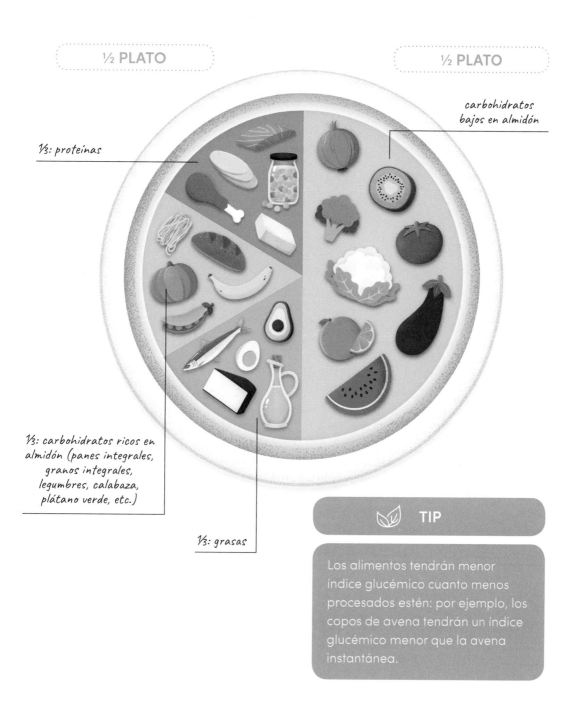

½ PLATO

½ PLATO

carbohidratos
bajos en almidón

⅓: proteínas

⅓: carbohidratos ricos en
almidón (panes integrales,
granos integrales,
legumbres, calabaza,
plátano verde, etc.)

⅓: grasas

TIP

Los alimentos tendrán menor
índice glucémico cuanto menos
procesados estén: por ejemplo, los
copos de avena tendrán un índice
glucémico menor que la avena
instantánea.

CAPÍTULO 2

Calorías, grasas, colesterol y cuántas veces comer al día

Este apartado aclara algunos conceptos básicos y trata de algunos mitos que se han creado alrededor de ciertos grupos de alimentos.

Calorías

Las calorías importan, pero no lo son todo. Como te contaba en mi libro anterior, hoy sabemos que la microbiota es la que controla tu apetito, tu metabolismo, el funcionamiento de tus hormonas, etc.

Los estudios hechos en ratones demuestran que tener una microbiota poco diversa (menos variedad de especies de microorganismos) hace aumentar las calorías durante la digestión, lo que no ocurre en los ratones con una microbiota más rica; es decir, el aumento de la grasa corporal está relacionado con una microbiota intestinal poco diversa, ya que esta puede incrementar la extracción de energía (calorías) de los alimentos.

Dos personas que coman lo mismo pueden extraer distinta cantidad de calorías en función de si su microbiota intestinal es rica en especies de microbios o no.

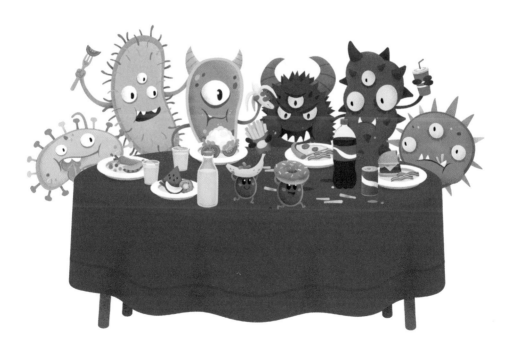

Una Coca Cola zero puede tener las mismas calorías que dos naranjas o menos aún; sin embargo, no alimenta nuestras bacterias buenas, por lo que no nos reportará beneficios como la síntesis de vitaminas. Tampoco ácidos grasos de cadena corta, como el butirato, el propionato o el acetato, que nos proporcionan un 10% de la energía que necesitamos; estos ayudan a producir glucosa en el intestino de manera natural, lo que quiere decir que una persona que no coma bien y no produzca estos ácidos grasos tendrá que buscar esa energía a través de hidratos de carbono de absorción rápida, como los bollos o las galletas. Esta producción natural te hará sentir más saciado.

No des tanta importancia a las calorías de los alimentos; da prioridad a la calidad de lo que ingieres.

Recuerda que esos bichitos que viven dentro de nosotros, la microbiota, esperan un tipo de alimento que les guste y los haga crecer; de lo contrario, son capaces de promover un estado inflamatorio crónico caracterizado por la resistencia a la insulina (ansiedad) o el riesgo cardiovascular, entre otros.

Miedo a las grasas

Durante los últimos años hemos puesto las grasas en el punto de mira. Siempre se han visto como un nutriente que se debía evitar si se quería perder peso, la creencia de «si comes grasa, acumulas grasa» está muy arraigada. Pero esto es falso, ya que **tu composición corporal dependerá de tu patrón global de alimentación;** sin embargo, una vez más, las calorías eran lo único que importaba. También se criminalizaron porque se pensaba que tenían una gran incidencia en las enfermedades del corazón.

El error ha sido pensar que todas las fuentes de grasa eran igual de malas; esto nos ha llevado al consumo masivo de productos light o «sin grasas» (si sustituyes algo que no puedes comer por otro producto, a la industria le viene fenomenal), y a dejar de tomar todas las fuentes de grasa buena. ¿A cuántas personas les han restringido el uso de aceite de oliva virgen extra cuando querían perder peso?

Productos típicos bajos en grasa

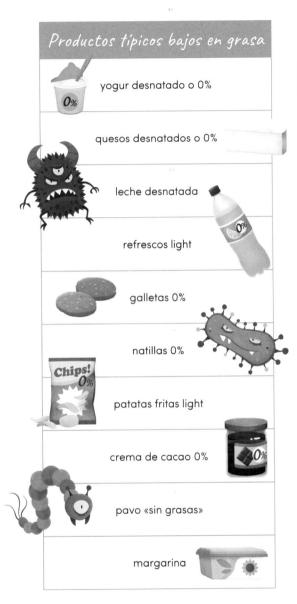

yogur desnatado o 0%

quesos desnatados o 0%

leche desnatada

refrescos light

galletas 0%

natillas 0%

patatas fritas light

crema de cacao 0%

pavo «sin grasas»

margarina

No llevan grasa, pero son todos productos de mala calidad nutricional, ultraprocesados.

BENEFICIOS DE LAS GRASAS BUENAS

- El cerebro es rico en grasa saturada, la leche materna contiene un 50% de grasa saturada en su composición, gran parte de las membranas celulares están formadas por grasa saturada y nuestros huesos la necesitan para fijar el calcio.
- Grasas insaturadas como el omega-3 tienen un efecto antiinflamatorio (nueces, semillas de chía y lino, pescados azules, etc.).
- Comer grasas buenas te ayuda a absorber las vitaminas liposolubles: A, D, E, K.
- Son precursoras de la síntesis de colesterol y de la síntesis de hormonas sexuales. Sin colesterol no podemos construir estrógenos. Por eso las dietas bajas en grasa generan desajustes hormonales (pérdida de la regla, por ejemplo).
- Ayudan a regular la temperatura corporal.
- Aportan saciedad, te ayudan a picar menos entre horas.

Las que llamamos «grasas malas» son las grasas trans, las que proceden de la hidrogenación de grasas vegetales y las que realmente deberías evitar:

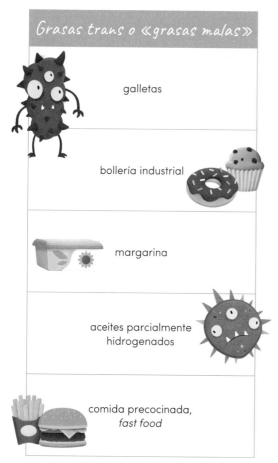

Grasas trans o «grasas malas»
galletas
bollería industrial
margarina
aceites parcialmente hidrogenados
comida precocinada, *fast food*

Si te fijas, las grasas malas son, al final, las que son producto del procesado de los alimentos.

Colesterol

El colesterol es una molécula que no puede viajar libremente por nuestro torrente sanguíneo, debe viajar unido a unas partículas llamadas lipoproteínas (se componen de lípidos y proteínas), conocidas comúnmente como HDL (buenas) y LDL (malas), aunque no son las únicas que existen.

Después de leer el apartado de grasas te estarás preguntando hasta qué punto son buenas las grasas. ¿Dejarían de ser buenas si tuvieras el colesterol alto?

Primero has de saber que el colesterol es una molécula fundamental; sin él no sería posible la vida. Todas las células del cuerpo están cubiertas por una membrana de grasa y colesterol. El primer alimento que probamos cuando nacemos, la leche materna, es rica en colesterol y es muy importante para el funcionamiento correcto del cerebro. El colesterol es clave para la síntesis de la vitamina D y es precursor de las hormonas sexuales (estrógenos y testosterona).

Esto tampoco quiere decir que haya que tener el colesterol alto o muy alto; debería estar siempre en unos niveles adecuados y, a ser posible, no por debajo de 170mg/dl. El estilo de vida y una mala alimentación (una alimentación inflamatoria) pueden elevar las cifras de colesterol.

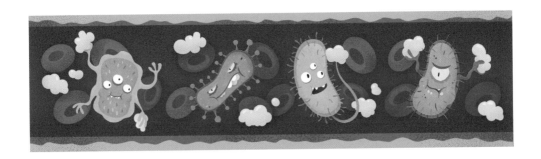

Causas	Tratamiento
Alimentación rica en azúcares y harinas refinadas	Alimentos ricos en omega-3, como el pescado azul
Elevado consumo de grasas trans e hidrogenadas (ultraprocesados)	Frutos secos y semillas
Consumo de aceites vegetales poliinsaturados (maíz, girasol, soja, etc.)	Aceite de primera presión en frío (de oliva virgen extra)
	Antioxidantes: frutas y verduras
Consumo de alcohol	Legumbres
Tabaco	Alimentos integrales
Estrés	Movimiento regular
Factores genéticos	Ayuda con el estrés

Algunos estudios recientes demuestran que una dieta baja en carbohidratos mejora significativamente los biomarcadores de enfermedades cardiovasculares en comparación con una dieta baja en grasas. Por ello, eliminar los azúcares y las harinas refinadas hará que nuestra salud cardiovascular mejore.

Es importante apuntar que los estudios actuales indican que una reducción del colesterol en la dieta no tiene demasiado impacto en la disminución de los niveles plasmáticos de colesterol. Por eso comer grasas buenas es tan beneficioso; sin embargo, sí deberíamos eliminar las «grasas malas».

Por ejemplo, el huevo es un alimento que se debe consumir sin miedo. Puedes tomarlo a diario como ingrediente de una alimentación variada y equilibrada. De hecho, los metaanálisis recientes no encuentran relación entre el consumo de huevo y las enfermedades coronarias.

Grasas buenas	Grasas malas
Aguacate	Galletas
Aceite de oliva virgen extra	Bollería
Frutos secos y semillas	Embutidos (mortadela, etc.)
Pescado azul: anchoas, sardinas, boquerones, etc.	Patatas fritas
Huevo	Fast food
Aceitunas	Cremas de cacao azucaradas
Queso curado	Margarina
Yogur o kéfir natural y entero	Lácteos azucarados (helados, yogur de sabor)
Mantequilla	
Cacao o chocolate >85% de cacao	Frutos secos salados y fritos
Coco	

En resumen, mientras tu alimentación se adapte a lo que hemos descrito, no tienes que preocuparte de la cantidad de grasa que comes. Por lo general, es difícil tanto excederse en consumo de colesterol como quedarse corto si sigues una alimentación variada.

¿Cuántas veces debemos comer al día?

Si ves la televisión, te darás cuenta de que continuamente aparecen anuncios que te recuerdan que el desayuno es la comida más importante del día. Por lo general, es la comida en la que se toman las peores decisiones; seguro que te resultan familiares la leche con cacao y azúcar, los cereales azucarados y los zumos. Estos desayunos están repletos de harinas refinadas y azúcar, y contienen poca proteína y grasa de calidad; por tanto, son poco saciantes, lo que hace que enseguida tengas hambre y necesites ingerir más comidas al día. Es mejor que no desayunes si lo que tomes va a ser de mala calidad, pues hará empeorar tu salud.

El desayuno, en realidad, no es la comida más importante del día; es una comida más. Si no tienes hambre, no tienes por qué desayunar mientras comas adecuadamente el resto del día.

Un desayuno perfecto estaría compuesto por:

· Grasas buenas (ver tabla en página anterior). Algunas grasas también llevan proteínas de calidad, como los yogures o los frutos secos o las semillas

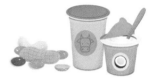

· Proteínas de calidad: huevo, anchoas, sardinas, etc.

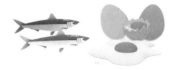

· Fruta o verdura

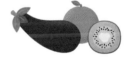

· Cereal integral (opcional)

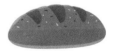

EJEMPLOS DE DESAYUNOS

Tostadas con mantequilla
y mermelada casera

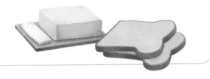

Tortitas caseras (pág. 226)
con crema de frutos secos y fruta

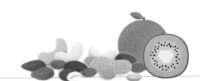

Tostadas con crema de frutos secos
(crema de almendras, avellanas,
sésamo, etc.) y plátano aplastado
o manzana asada u otras frutas

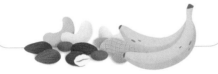

Fruta con yogur natural,
chocolate >85% de cacao y frutos secos

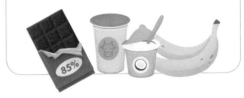

Tostadas con aguacate y pipas
de calabaza

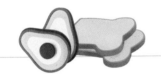

Fruta con crema de frutos secos

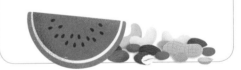

Tostadas con aguacate, queso
y anchoas o sardinas

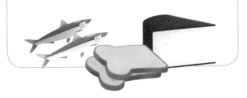

Crema de frutos secos
con zanahoria

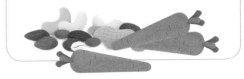

Las recetas de Blanca

Gachas de avena con fruta

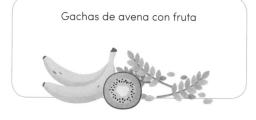

Muffins caseros (pág. 79)

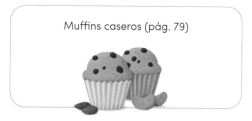

Huevo revuelto con aguacate y tomate

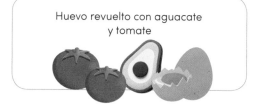

Fruta y/o frutos secos

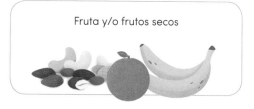

Tostadas con aceite de oliva virgen extra y semillas de cáñamo

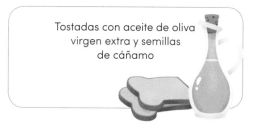

Fruta y/o chocolate >85% de cacao

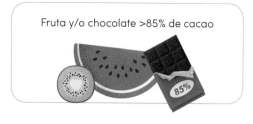

Tostadas con aceite de coco y frutos secos

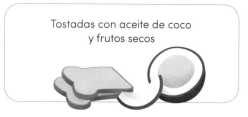

Hummus de garbanzos o de verduras con zanahoria

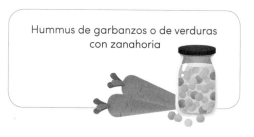

Hummus de garbanzo o de alcachofas con zanahoria y fruta

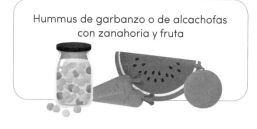

Fruta, jamón ibérico y queso

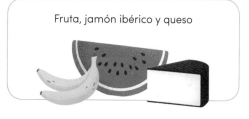

Tostada de aguacate
con queso fresco

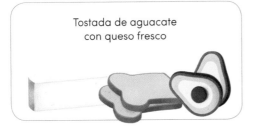

Castañas asadas

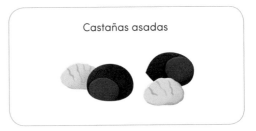

Yogur natural con fruta y canela

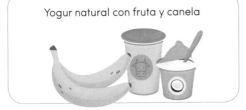

Caldo de verduras, de pollo
o pescado

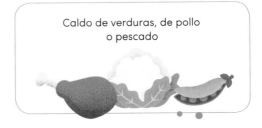

Yogur natural con chocolate
>85% de cacao

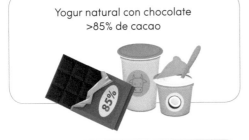

Huevo duro y tomate con
aceite de oliva virgen extra

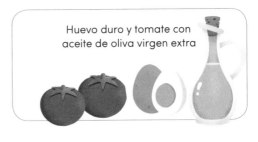

Zanahorias y tomates cherry

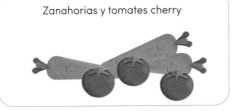

Mejillones, berberechos, anchoas,
sardinas, boquerones

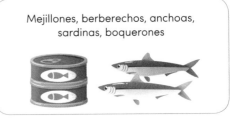

Otras comidas que dejan mucho que desear son los snacks de media mañana y de la merienda.

Se suelen consumir galletas, zumos y bocadillos de panes refinados, y embutidos de mala calidad, o chocolate y cereales azucarados.

Añadir azúcares, harinas refinadas, aditivos y grasas de mala calidad a nuestra alimentación hace que el hambre aumente continuamente a lo largo del día, igual que la ansiedad, la desconcentración, la irritabilidad y los problemas digestivos.

Comer cinco veces al día no es necesario; hazlo solamente si crees que de verdad lo necesitas, y siempre sabiendo lo que comes. Si no es así, deja descansar tu sistema digestivo, y más aún si sufres síntomas digestivos como hinchazón o gases.

Es posible que, como te contaba antes, la calidad nutricional de tus comidas no sea la adecuada y la ingesta de azúcar o harinas refinadas esté desestabilizándote los niveles de glucosa y haga que estés continuamente comiendo.

> Del mismo modo que comemos una tarta de manera puntual, deberíamos instaurar la creencia de que comer unas galletas o pan blanco, etc., debería ser una excepción y no una norma.

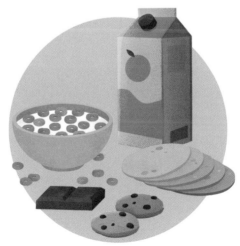

CAPÍTULO 3

¿Qué debes incluir y qué no en tu alimentación?

La dieta occidental	La dieta mediterránea
Rica en grasas, sal, azúcares o hidratos de carbono simples y baja en fibra.	Rica en fibra procedente de legumbres, frutos secos, verduras, frutas y cereales de grano entero; un consumo moderado de carnes blancas y pescado, y bajo de carnes rojas.
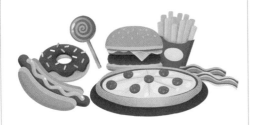	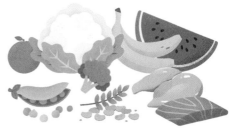

Primero debemos aprender a diferenciar entre los dos tipos de alimentos procesados que encontramos en el mercado.

PRODUCTOS ULTRAPROCESADOS

- Son aquellos alimentos a los que se han añadido grandes cantidades de sal, azúcares, edulcorantes, grasas de mala calidad, harinas refinadas y aditivos.
- Son productos que no aportan nada a nivel nutricional, pero sí nos afectan en la regulación del apetito (hambre a todas horas debido a la baja calidad nutricional de estos productos), suponen un déficit de los nutrientes necesarios y una ingesta de compuestos nocivos para la salud.
- Son preparaciones industriales elaboradas a partir de sustancias derivadas de otros alimentos, que en nada se parecen al alimento original. Además, suelen llevar un procesamiento previo, como es la fritura de los aceites, la hidrogenación, la hidrólisis de las harinas o los cereales, etc.

¿Qué debes incluir y qué no en tu alimentación?

Productos ultraprocesados

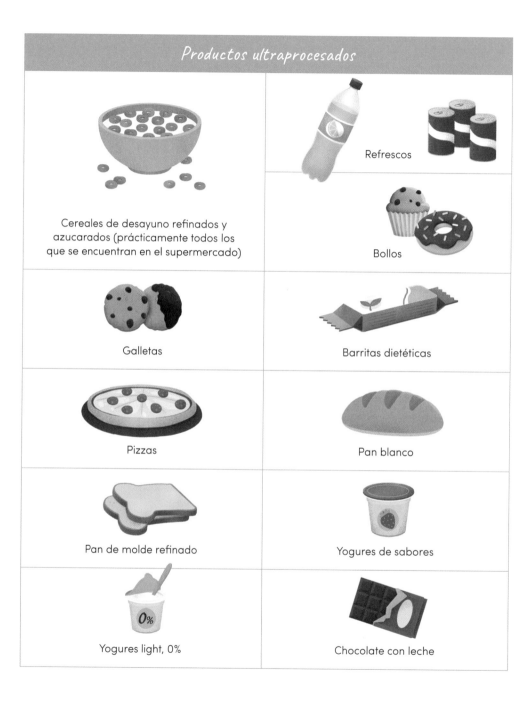

Cereales de desayuno refinados y azucarados (prácticamente todos los que se encuentran en el supermercado)

Refrescos

Bollos

Galletas

Barritas dietéticas

Pizzas

Pan blanco

Pan de molde refinado

Yogures de sabores

Yogures light, 0%

Chocolate con leche

Las recetas de Blanca

PROCESSADOS BUENOS

- Estos productos sí son saludables porque, o bien el procesado no interfiere en la calidad del producto, o bien la mejora.

Alimentos procesados buenos son el pan, los lácteos, verduras o pescados congelados, legumbres en conserva, etc.

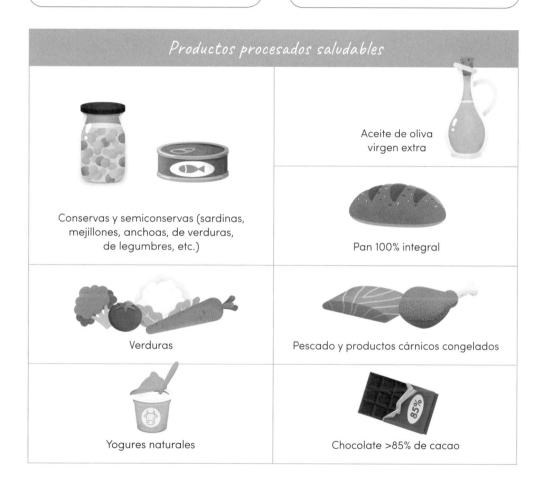

Productos procesados saludables

Conservas y semiconservas (sardinas, mejillones, anchoas, de verduras, de legumbres, etc.)

Aceite de oliva virgen extra

Pan 100% integral

Verduras

Pescado y productos cárnicos congelados

Yogures naturales

Chocolate >85% de cacao

Alimentos saludables para tu día a día

¿Qué puedes comer para beneficiar a tu microbiota?		
	ALIMENTOS PROBIÓTICOS (aportan bacterias buenas)	ALIMENTOS PREBIÓTICOS (son el alimento de tus bacterias buenas)
frutas	quesos curados	verduras (alcachofa, ajo, cebolla, puerro, etc.)
verduras		
legumbres	kéfir o yogur (naturales)	frutas (frutos rojos, plátano verde, etc.)
frutos secos		
aceite de oliva virgen extra	vinagre de manzana sin filtrar	legumbres
encurtidos	cacao (o un chocolate con más del 85% de cacao)	frutos secos y semillas
almidones como los que contienen la patata, el boniato, la calabaza, etc.		
proteína animal no procesada: carne, pescado, huevo	tempeh	alimentos ricos en almidón resistente*: legumbres, arroz, patata, avena, plátano verde, boniato, trigo sarraceno, etc.
lácteos fermentados: quesos y yogures naturales y enteros		
mantequilla	kombucha	
cereales integrales como la avena		
agua	miso	
infusiones o tés		

ALMIDÓN RESISTENTE

Si tomas hidratos como el arroz, la patata, la avena o el pan integral, entre otros, lo ideal es que los cocines, los dejes enfriar después en la nevera y los consumas al día siguiente. Puedes recalentarlos a una temperatura no muy alta o bien, en el caso del pan, congelarlo y después tostarlo. De esta manera, el almidón que contienen se vuelve resistente a la digestión y no lo absorbemos nosotros, sino que se convierte en alimento para nuestras bacterias buenas.

Esta técnica reduce la carga glucémica del alimento, por lo que los hidratos de carbono tomados de esta forma aumentan la saciedad, hay un mayor control de la glucosa en sangre, un efecto prebiótico o de alimento para nuestras bacterias buenas, y, además, nos engordará menos.

> Almidón resistente
> - Almidones contenidos en: avena, arroz, patata, harinas integrales (pan), trigo sarraceno, quinoa, teff, centeno, espelta, etc.
>
> Beneficios:
> - Es prebiótico (alimento para las bacterias buenas)
> - Contribuye a la sensación de saciedad
> - Ayuda a controlar la glucosa en sangre

Cantidad de almidón resistente por alimento

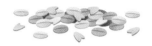

copos de avena: 4,4 g (= ½ taza en crudo)

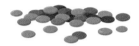

lentejas: 2,5 g (= ½ taza cocinadas)

guisantes ultracongelados: 4 g (= 1 taza cocinados)

judías blancas: 3,7 g (= ½ taza cocinadas)

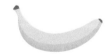

plátano verde mediano: 4,7 g

patata cocida y enfriada: 5,8 g (por cada 100 g)

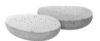

patata al horno y enfriada: 19,2 g (por cada 100 g)

¿Qué no debes incluir en tu dieta diaria?

- azúcares, harinas refinadas
- bollos industriales
- galletas industriales (ninguna)
- chucherías
- zumos
- refrescos
- alcohol
- grasa vegetal parcialmente hidrogenada (comida precocinada y fast food)
- patatas fritas de bolsa
- lácteos azucarados
- embutidos (fuet, mortadela, etc.)
- chocolate con leche (o menor del 85% de cacao)
- margarina
- productos light o bajos en grasas

Todos estos alimentos contribuyen a alimentar las bacterias malas, las que no nos interesa tener en nuestro intestino.

Recuerda que la alimentación es la gasolina de los bichitos que viven dentro de nosotros; ellos esperan un tipo de comida que los alimente y, a cambio, producirán beneficios en nuestro cuerpo, como, por ejemplo, ser fuente gratuita de energía para nosotros. De lo contrario, si comemos mal, tendremos que extraer esa fuente de energía de una fuente externa, de la comida ultraprocesada y azucarada, lo que se traduce en mayor ansiedad, cansancio y estrés para nosotros.

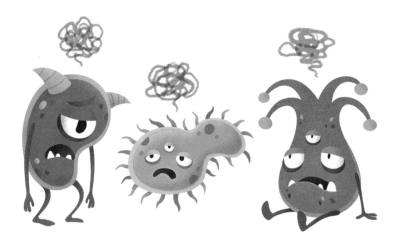

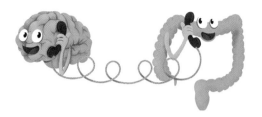

Además, cuanta más variedad de alimentos buenos comamos, más diversidad tendremos de esos bichitos que ejecutarán distintas funciones dentro de nosotros. El desequilibrio entre bacterias buenas y malas en el intestino, denominado «disbiosis intestinal», eleva el riesgo de sufrir trastornos mentales como la depresión o la ansiedad.

Gran parte del sistema inmune lo encontramos en las células del intestino; por eso es tan importante alimentarse bien para reforzar las defensas. Además, a través del nervio vago, nuestras bacterias pueden comunicarse con el cerebro (eje intestino-cerebro), por lo que tienen la capacidad de influir en nuestra salud mental.

Si quieres que tu sistema inmune y tu cerebro se encuentren en calma, aliméntate correctamente.

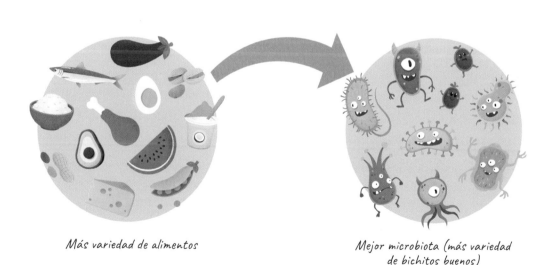

Más variedad de alimentos

Mejor microbiota (más variedad de bichitos buenos)

CAPÍTULO 4

La lista de la compra

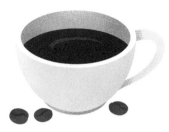

- Trigo: elige otras variedades distintas al trigo moderno. El trigo actual está muy modificado con respecto al ancestral

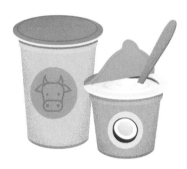

CAFÉ

- De tueste natural y mejor en grano, el más consumido es la variedad «arábica»
- El café ya molido conserva menos propiedades antioxidantes, aunque es apto para tomar
- Que no sea ni mezcla ni torrefacto: si miras sus ingredientes, son café + azúcar
- Evita el café en cápsulas
- ¿Cómo endulzarlo? Con canela, aceite de coco, cacao, bebida vegetal, leche...

YOGURES

- Ingredientes aptos: leche (cabra, oveja, vaca) y fermentos lácticos
- Yogures vegetales: leche (soja, coco, etc.), goma xantana o goma guar, almidón modificado (en poca cantidad) y fermentos lácticos
- Azúcar (no añadida): 5-6 g por 125 g de yogur
- Naturales y enteros
- Naturales y griegos
- No elegir yogures de sabores ni azucarados ni edulcorados
- Para darle sabor al yogur añade frutos secos, chocolate >85% de cacao, crema de frutos secos, frutas, etc.

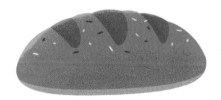

PAN

- Elaborado con harina integral 100%
- Evita las mezclas de harinas integrales y harinas blancas

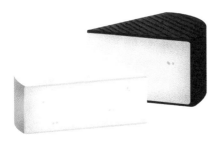

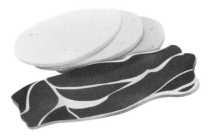

QUESOS

- Aptos: leche (cabra, oveja, búfala, vaca) + fermentos lácticos + cuajo y sal
- Evita utilizar los quesos con añadidos (aceites vegetales refinados, féculas, aditivos extra a los comentados, colorantes, etc.). Estos ingredientes no aptos suelen llevarlos los quesos para untar, gratinar, quesos en lonchas, etc.

EMBUTIDOS

- Aptos: jamón ibérico/lomo ibérico/lacón o jamón asado/pavo
- No aptos: fuet, mortadela, salchichón, chopped, etc. (suelen tener malos ingredientes o aditivos)
- Intentar no abusar de la ingesta de embutidos. Consumir máximo 2-3 veces por semana
- Que contengan un porcentaje de carne superior al 97%
- Evita los aditivos en estos productos (nitritos, féculas, maltodextrina, etc.)

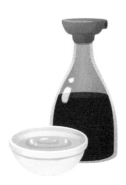

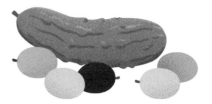

SALSAS

- **Mostaza.** Ingredientes aptos: vinagre, granos o semillas de mostaza, sal y acidulante
- **Soja.** Ingredientes aptos: agua, habas de soja, sal y vinagre de alcohol

ENCURTIDOS

- Aceitunas, pepinillos, etc.
- Ingredientes aptos: propio alimento, agua, vinagre, sal

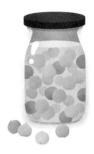

LEGUMBRES

- A granel
- En conserva. Ingredientes aptos: legumbres, agua, sal y, a veces, ácido cítrico

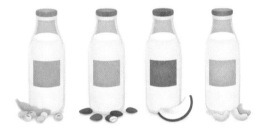

BEBIDAS VEGETALES

- Ingredientes aptos: vegetal (habas de soja, almendras, coco, etc.) + agua
- Las mejores son las de coco, soja o frutos secos (avellanas, almendras, etc.) o semillas
- Evitar las bebidas de avena o de cereales (como el arroz) que tengan más de 6 g de azúcar en su composición; aunque no es azúcar añadido (no se encuentra entre sus ingredientes), sí corresponde a la hidrólisis del cereal y esto hace que se libere más azúcar

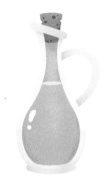

ACEITE

- Aceite de oliva virgen extra: Es la mejor opción para tomar en crudo y para cocinar. Gran poder antiinflamatorio
- Aceite de coco de primera presión en frío (no refinado): Es una buena opción para utilizar en repostería por su sabor dulce
- Aceite de girasol, maíz, canola: Son muy sensibles a altas temperaturas. No recomendados

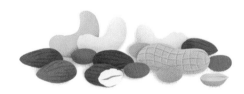

FRUTOS SECOS

- Un solo ingrediente: el propio fruto seco
- Siempre elige naturales o tostados
- No elegir fritos ni salados

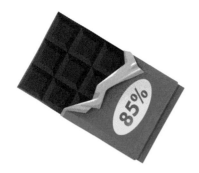

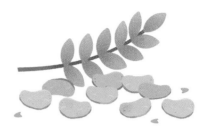

CHOCOLATE

- Ingredientes aptos: manteca de cacao, pasta de cacao, cacao magro, azúcar, vaina de vainilla
- Siempre elegir chocolate >85% de cacao, «el normal»; aunque lleve azúcar, es tan poca cantidad que no es relevante
- No elegir chocolate 0%, light, «sin azúcar», con edulcorantes (maltitol, xilitol, etc.)
- No consumir chocolates <85% de cacao; son altos en azúcares

CEREALES DE DESAYUNO

- Ingredientes: el propio cereal (nada más)
- Recomendados: copos de avena, espelta hinchada, centeno hinchado, arroz inflado, copos de trigo sarraceno, copos de maíz, etc.
- No elegir aquellos que tengan dos o más ingredientes

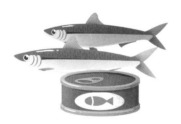

CONSERVAS y SEMICONSERVAS

- Natural, en aceite de oliva virgen extra o en escabeche
- Mejillones, berberechos, anchoas, sardinas, etc.

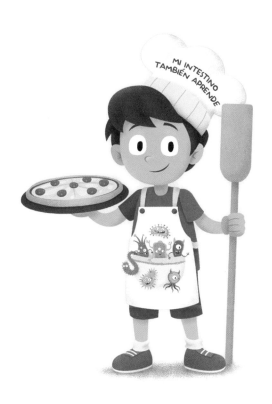

CAPÍTULO 5

Conservación en nevera y congelador

¿Cómo distribuir la nevera?

En primer lugar, es preciso distribuir los alimentos de forma que sigan la máxima «first in, first out», «lo primero en entrar debe ser lo primero en salir». Si seguimos esta regla sencilla para ordenar los productos en el frigorífico, debemos consumir en primer lugar los alimentos que hayamos comprado primero o los que tengan la fecha de caducidad más próxima. Veamos con detalle las distintas zonas de la nevera en las páginas siguientes.

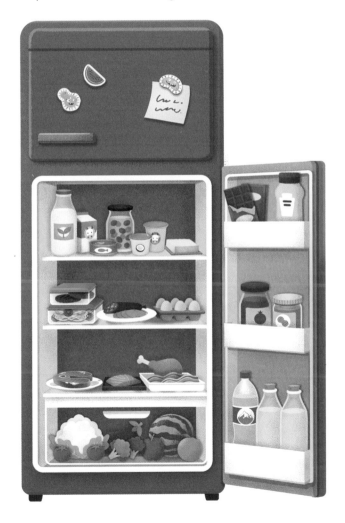

PUERTA

Es la zona menos fría y con más variabilidad de temperatura debido a que se abre y se cierra constantemente. Aquí deben ir los alimentos que no se estropeen con facilidad.

- Salsas no caseras, como la mostaza
- Las cremas de frutos secos
- Salsa de tomate casera abierta (en recipiente de vidrio cerrado)
- El chocolate
- Botellas de agua u otras bebidas
- No coloques los huevos en la puerta de la nevera.

BALDAS SUPERIORES

- Lácteos: yogures, mantequilla, kéfir, leche
- Bebidas vegetales
- Encurtidos envasados en vidrio (ya abiertos)
- Semiconservas, como las anchoas

BALDAS MEDIAS

- Alimentos cocinados o semielaborados; lo ideal es

conservarlos en recipientes de vidrio y cerrados
- Embutidos (jamón, lomo, pavo o lacón)
- Huevos: Llevas toda la vida guardando los huevos en el lugar equivocado. Los huevos no deberían colocarse en la puerta de la nevera, ya que no es bueno que sufran cambios de temperatura, frío-calor-frío; la condensación del agua que se puede formar en la cáscara aumenta el riesgo de contaminación y la humedad facilita la multiplicación de los gérmenes
  › En el supermercado están fuera de la nevera porque si se refrigerasen y después se expusieran a temperatura ambiente (en el transporte a casa) y de nuevo se introdujeran en la nevera, sufrirían muchos cambios de temperatura inadecuados.
  › Por tanto, los huevos en el supermercado se encuentran fuera de la nevera para evitar cambios bruscos de temperatura.

Las recetas de Blanca

- Cuando llegues a casa guárdalos en el frigorífico
- En su propio envase (siempre que esté limpio)
- Y colócalos en un estante en la parte media de la nevera, al fondo; no los pongas en la puerta

BALDAS INFERIORES

- Carne o pescado crudos. Se colocan en las baldas inferiores para evitar salpicaduras a otros alimentos
- Alimentos para descongelar. Importante: ponerlos sobre recipientes que recojan el agua de descongelación, que después se desechará
- Fruta y verdura, en caso de que los cajones del frigorífico no estén en contacto con el congelador

CAJONES DE LA PARTE BAJA DEL FRIGORÍFICO

- Fruta y verdura (siempre y cuando el congelador no se encuentre justo debajo, porque el frío puede deteriorarlas)

- Si el congelador se encuentra debajo, mejor guardar en los cajones inferiores la carne o el pescado

*Nunca metas latas abiertas dentro de la nevera; guarda su contenido en un táper de vidrio con el líquido de la lata y así se conservará mejor, sin contaminación.

Cuatro alimentos que no debes lavar si quieres evitar intoxicaciones alimentarias

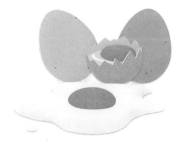

HUEVOS

- No se deben lavar los huevos ni antes de guardarlos en la nevera ni después.
- Si tienen algún resto, antes de meterlos en la nevera puedes limpiarlos con un papel de cocina o un cepillito. Si están

sucios justo antes de comerlos, puedes lavarlos con agua, secarlos y usarlos de inmediato.

- La cáscara del huevo es porosa y tiene una capa fina de cutícula que lo impermeabiliza e impide la penetración de las bacterias. Si lavas los huevos, puedes eliminar esta cutícula y favorecer el paso de los gérmenes hacia el interior.

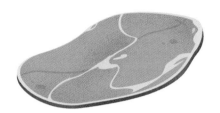

FILETES DE TERNERA O DE CERDO

- No deben lavarse porque además de aumentar el riesgo de intoxicación alimentaria pueden perder nutrientes y sabores

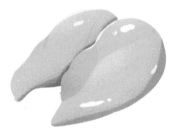

POLLO

- No debe lavarse porque aumenta el riesgo de toxiinfección alimentaria
- Es importante cocinarlo correctamente y no dejarlo semicrudo
- También hay que tener cuidado con la contaminación cruzada y el pollo. No se deben utilizar los mismos utensilios de cocina o la misma tabla para el pollo crudo que para el cocinado o para la manipulación de otros alimentos

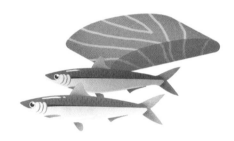

PESCADO

- Solo habría que lavarlo en caso de tener que quitarle vísceras y escamas antes de cocinarlo
- Si lo hemos comprado limpio, no hay que lavarlo porque existe el mismo riesgo de contaminación microbiana que con la carne

Los recipientes

Tu táper de plástico debe llevar el símbolo de un tenedor y una copa si quieres almacenar alimentos en ellos de manera segura:

De la misma forma, deberán llevar un símbolo de un lavavajillas o un microondas si se quieren calentar o lavar:

En caso de utilizar un táper de plástico para congelar o calentar al microondas, tienen que aparecer estos símbolos:

 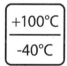

Arriba aparece la temperatura máxima para calentar y abajo la mínima apta para congelado.

Mi recomendación es que, aunque aparezcan estos símbolos en el táper, la comida se caliente en un plato o en un recipiente de vidrio en el microondas o se congele en un recipiente de vidrio también. Utiliza el plástico lo menos posible y más cuando va a someterse a temperaturas extremas.

De todas formas, si no aparecen estos símbolos es que has comprado un táper simplemente para transportar comida, pero no para calentarla ni congelarla.

También es importante saber que los táperes de plástico no duran eternamente; si el recipiente está abombado o presenta cortes o grietas, tiene manchas de comida o la superficie interna está rugosa, deberíamos desecharlo, pues esas zonas son susceptibles al crecimiento de microorganismos.

CAPÍTULO 6

Usar o no el microondas

¿El uso del microondas perjudica la salud o altera los alimentos?

El tipo de ondas electromagnéticas que genera el horno microondas en su interior es una radiación no ionizante, que no tiene energía suficiente como para alterar los átomos, lo que causaría daños irreversibles en los tejidos. En esta clase de radiación se pueden incluir la energía de radiofrecuencia de los teléfonos móviles, la luz solar o las ondas de radio.

La OMS afirma que los hornos microondas son seguros para la preparación de los alimentos siempre y cuando se sigan las instrucciones del fabricante. No se deberían utilizar microondas dañados (por ejemplo, aquellos cuya puerta no funcione correctamente) o modificados, por las posibles fugas que pueda haber.

Los alimentos cocinados en hornos microondas no se convierten en radiactivos ni su consumo supone un peligro siempre y cuando se utilicen correctamente y con los utensilios adecuados. Por tanto, son seguros y tienen el mismo valor nutritivo que los cocinados en un horno tradicional.

Un aspecto importante que es preciso tener en cuenta es utilizar recipientes que sean aptos para el microondas.

- Lo ideal sería utilizar materiales como el vidrio, la silicona platino o la porcelana
- Evitar los recipientes de plástico, aunque sean aptos para microondas, ya que podrían migrar partículas tóxicas a los alimentos cuando se calientan

CAPÍTULO 7

Indicaciones en las recetas

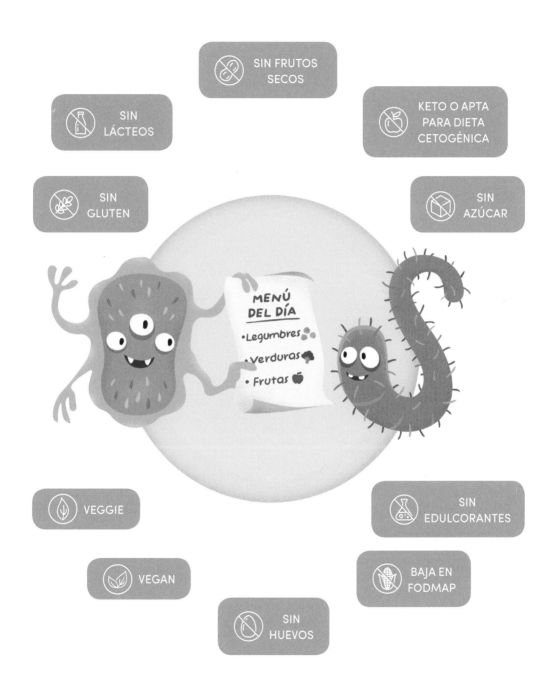

SIN FRUTOS SECOS

SIN LÁCTEOS

KETO O APTA PARA DIETA CETOGÉNICA

SIN GLUTEN

SIN AZÚCAR

MENÚ DEL DÍA
•Legumbres
•Verduras
• Frutas

VEGGIE

SIN EDULCORANTES

VEGAN

BAJA EN FODMAP

SIN HUEVOS

Sin gluten

Todas las recetas son sin gluten. Los celíacos o sensibles al gluten no celíacos tendrán que buscar los ingredientes correctamente etiquetados como «sin gluten» para asegurarse de que no llevan trazas en su composición.

En personas celíacas o sensibles al gluten es posible que la ingesta de algunos cereales o pseudocereales cause problemas de salud por su contenido en prolaminas (una proteína de los cereales que puede producir una reacción equiparable a la que desencadenan otras proteínas con gluten).

CONTENIDO DE PROLAMINAS EN LOS CEREALES:

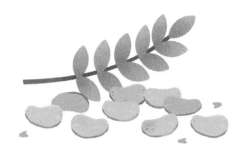

Con gluten:
· En el trigo la mayoría son las gliadinas
· En la cebada, la hordeína
· En el centeno, la secalina
Sin gluten:
· En la avena son las aveninas
· En el maíz, la zeína
· En el arroz, la orzeína

Cuando se etiqueta una avena como «sin gluten» es porque su contenido no supera las 20 partes por millón.

Hay celíacos que no terminan de mejorar con una dieta libre de gluten y es posible que sea por la presencia de prolaminas procedentes de los cereales, que, aunque se encuentren en poca cantidad, podrían dar síntomas, sobre todo si se produce un consumo acumulativo.

Mi consejo es que si eres celíaco o sensible al gluten no celíaco y no terminas de encontrarte bien con una dieta libre de gluten, pruebes a dejar de tomar avena y maíz, sobre todo, para ver si así consigues mejorar.

Sin lácteos

Casi todas las recetas están elaboradas sin lácteos, pero algunas llevan queso o mantequilla; podrás sustituirlos de la siguiente manera:

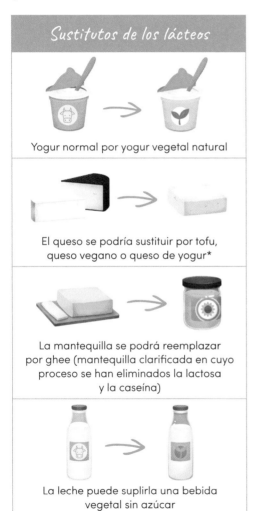

Sustitutos de los lácteos

Yogur normal por yogur vegetal natural

El queso se podría sustituir por tofu, queso vegano o queso de yogur*

La mantequilla se podrá reemplazar por ghee (mantequilla clarificada en cuyo proceso se han eliminados la lactosa y la caseína)

La leche puede suplirla una bebida vegetal sin azúcar

*Cómo hacer queso de yogur o yogur deshidratado:
- Sobre un bol coloca un colador y una tela tupida (puede ser un trapito o un trozo de sábana, incluso).
- Vierte el yogur sobre la tela, tápalo y métalo en la nevera durante 24-36 h, así irá soltando todo el suero y verás cómo empieza a aparecer el líquido en el recipiente. También podrás acelerar el proceso haciendo un hatillo con la tela y estrujando para que salga el líquido.
- Cuando el yogur tenga la consistencia deseada, tipo queso crema, ya podrás utilizarlo.

INTOLERANCIA A LA LACTOSA

Como te comentaba en mi libro anterior, la intolerancia a la lactosa no es cuestión de todo o nada. Aparecerán síntomas o molestias cuando se consuma una cantidad de lactosa superior a la que cada uno es capaz de tolerar. Por ejemplo, es posible que haya personas intolerantes a la lactosa que puedan comer queso o yogur, y otras que no puedan ni probarlo.

Es importante saber que la información que viene en las etiquetas, «puede contener trazas de leche o contiene trazas de leche», es una información para las personas que son alérgicas a las proteínas de leche, no para intolerantes a la lactosa.

Ingredientes con lactosa:
· Lactosa
· Monohidrato de lactosa
· Sólidos lácteos
· Lactitol (E966)
· Suero de leche
· Suero lácteo
· Suero en polvo
· Cuajo
· Cuajada
· Grasa láctea

Luego, si eres intolerante a la lactosa, sí puedes comer chocolate >85% de cacao, aunque no ponga «sin lactosa»: verás que todas las tabletas de chocolate >85% de cacao no llevan lácteos entre los ingredientes, y aunque no vengan etiquetados como «sin lactosa», sí llevan el mensaje «puede contener trazas de leche».

Esta es la cantidad de lactosa que contienen los siguientes lácteos:

Aditivos con lactosa:
· E 270 Ácido láctico
· E 325 Lactato sódico
· E 326 Lactato potásico
· E 327 Lactato cálcico
· E 472 b Ésteres lácticos de los mono y diglicéridos de los ácidos grasos
· E 481 Estearoil-2-lactilato sódico
· E 482 Estearoil-2-lactilato cálcico
· E 575 Glucono delta lactona
· E 585 Lactato ferroso
· E 966 Lactitol
· Caseinatos

· leche materna: 9%
· leche de búfala: 4,9%
· leche de vaca: 4,7%
· leche de oveja: 4,6%
· leche de cabra: 4,1%

Y estos son los productos bajos en lactosa:

- mantequilla o ghee (mantequilla clarificada), máx. 1 cucharadita al día, sin abusar
- quesos curados, manchego, emmental, gouda, feta, parmesano (los quesos curados tienen menos lactosa que los otros frescos)
- yogur (el de cabra tendrá menos lactosa)
- kéfir (el de cabra tendrá menos lactosa)

Sin frutos secos

Hay algunas recetas que no llevan frutos secos, pero en caso de que los lleven puedes sustituirlos por:

- Mantequilla o ghee
- Por otro fruto seco al que no tengas alergia
- Si puedes tomar semillas, sustitúyelo por semillas o crema de semillas

En caso de utilizar chocolate de tableta, ya sabes que hay chocolate sin trazas de frutos secos en tiendas especializadas.

Keto o apta para dieta cetogénica

La dieta keto o cetogénica es un plan de alimentación muy bajo en hidratos de carbono (no se superan los 50 g de carbohidrato al día) y rico en grasas buenas.

Se llama «cetogénica» porque fabrica cetonas en el cuerpo a partir del consumo de grasas. Al consumir muy pocos hidratos de carbono, el cuerpo obtiene energía a través de los cuerpos cetónicos. No es una dieta alta en proteínas, por lo que no va a perjudicar el hígado ni el riñón, pero debe estar bien planteada.

Dieta keto o cetogénica	
Beneficios	**Inconvenientes**
Saciedad (menos hambre)	Poca flexibilidad y poca adherencia a largo plazo
Alimentación palatable gracias a las grasas buenas	
Puede reducir la inflamación	Comer grasas malas en vez de grasas buenas (y tomar alimentos sustitutivos) puede interferir en el buen funcionamiento de la microbiota si no se pone en práctica correctamente y si se sigue durante largas temporadas sin control por parte de un profesional
Pérdida de grasa	
Mejora la epilepsia	
Qué se puede comer	**Qué hay que evitar**
Verduras sin almidón: brócoli, repollo, pimiento, acelga, judías verdes, alcachofas, lechuga, espinaca, champiñones, canónigos, rúcula, berenjena, etc.	Vegetales altos en almidón: patata, boniato, etc.
	Cereales integrales y no integrales (pasta o pan)
Frutas permitidas: frambuesas, fresas, moras, arándanos, aguacate, tomate, coco, etc.	Azúcares blancos
Proteínas: soja, carne, pescado, huevo	Margarina
Frutos secos: almendras, avellanas, nueces, etc.	Aceites vegetales poliinsaturados (maíz, girasol, canola, soja, etc.)
Semillas: chía, calabaza, lino, sésamo, girasol, etc.	Frutas altas en carbohidrato: manzana, pera, kiwi, mango, etc.
Aceite de oliva virgen extra	Legumbres (también el cacahuete)
Chocolate 90% de cacao	Anacardos, pistachos
Quesos curados, mozzarella	Todos los ultraprocesados (azúcares, grasas malas, etc.)
Yogur griego natural	Refrescos, cerveza
Kéfir	Zumos

Como ya he explicado en el apartado dedicado al ayuno intermitente en mi libro *Dime qué comes y te diré qué bacterias tienes*, nuestro cerebro no necesita azúcar, sino glucosa para alimentarse, y en ausencia de glucosa el cuerpo cambia el metabolismo para reducir el consumo de glucosa y aumentar el de ácidos grasos. A partir de los ácidos grasos se producen los cuerpos cetónicos, que son unas moléculas energéticas que sí son capaces de atravesar la barrera hematoencefálica. Así el hígado, a partir de la gluconeogénesis, produce la glucosa necesaria, por lo que el cerebro pasa a alimentarse de la grasa a través de los cuerpos cetónicos y es capaz de limitar así su dependencia de la glucosa.

Algunas investigaciones recientes indican los beneficios que reporta a nuestro cerebro usar los cuerpos cetónicos como combustible por ejemplo, haciendo ayuno intermitente o mediante una dieta cetogénica. De hecho, esta dieta se ha utilizado durante más de ochenta años para el tratamiento de la epilepsia refractaria. En varios estudios se puede observar cómo el número de convulsiones se reduce a la mitad y el número de crisis hasta en un 90% de los pacientes.

Es una dieta poco flexible, por lo que, si te encuentras motivado para hacerla, probablemente halles beneficios, pero lo ideal es hacerla solo durante ciertos periodos al año, no de continuo y mejor con la ayuda de un profesional.

Debes saber que no funciona para todo el mundo; es solo una herramienta más.

Sin azúcar

Cuando una receta indica «sin azúcar» quiere decir que no lleva azúcares artificiales añadidos (de hecho, todas las recetas son «sin azúcar»), solo llevan los propios del alimento y, en el caso del chocolate negro, la cantidad que lleva es tan insignificante que sería completamente apta.

Por ejemplo, el chocolate de tableta utilizado en las recetas es el «chocolate normal» (con una mínima cantidad de azúcar añadida), no es el chocolate «cero» o «sin azúcar», ya que para sustituir ese azúcar mínimo le añaden grandes cantidades de edulcorantes; además, el sabor es distinto.

Cuando una receta lleva chocolate siempre es chocolate negro con una proporción de cacao del 85% o mayor; es decir, la cantidad de chocolate utilizada en la receta lleva una cantidad de azúcar tan pequeña que no va a suponer ningún problema.

- El azúcar que puede tener una tableta del 85% sería de unos 15 g por cada 100 g de chocolate, por lo que, si consumes unos 10 g al día, la cantidad de azúcar total (no solo la añadida, sino la propia del cacao) sería 1,5 g, insignificante en tu dieta.
- Todavía menos cantidad de azúcar será si utilizas un chocolate del 90% de cacao o superior.

Yo no suelo recomendar el chocolate «sin azúcar» porque está lleno de edulcorantes que pueden causar problemas digestivos, como gases o hinchazón. Tampoco sacia igual.

Chocolate con leche, 45 % de cacao o menos	Chocolate 70 % de cacao	Chocolate 85 % de cacao	Chocolate 90 % de cacao
46-64 g azúcar por cada 100 g	unos 29 g de azúcar por tableta de 100 g	unos 15 g de azúcar por tableta de 100 g	unos 7 g de azúcar por tableta de 100 g
(50-60% de la tableta es azúcar)	(30% de la tableta es azúcar)	(15% de la tableta es azúcar)	(7% de la tableta es azúcar)

NOMBRES BAJO LOS QUE SE ESCONDE EL AZÚCAR EN LAS ETIQUETAS

- siropes (sirope de agave)
- almíbar
- azúcar moreno, glas, de dátil, de caña, de uva, de coco
- caramelo
- cebada de malta
- concentrado de jugo de frutas
- cristales de caña de azúcar
- cristales de Florida
- dextrano
- dextrosa
- fructosa
- galactosa
- glucosa
- jarabe de arroz, maíz, malta, refinado
- jugo de caña
- néctar
- sacarosa
- melaza
- miel
- panela

¿CÓMO ENDULZAR SIN AÑADIR AZÚCAR?

- Con frutas: plátano, manzana, mango, caqui, pera, etc.
- Fruta deshidratada como dátiles, orejones, pasas, higos secos, etc.
- Aceite de coco de primera presión en frío
- Chocolate >85% de cacao
- Cacao puro o algarroba
- Canela
- Copos de avena
- Cremas de frutos secos
- Yogur vegetal natural

Sin edulcorantes

Ninguna de las recetas de este libro lleva edulcorantes añadidos, pero si todavía no has hecho la transición a cero azúcar y cero edulcorantes para disfrutar así del sabor de los propios alimentos, aquí te dejo una lista de los que suelen emplearse y los más adecuados.

Los edulcorantes pueden consumirse en pequeñas cantidades con la pretensión de reducir tanto la ingesta de azúcar como de los propios edulcorantes y volver a recuperar los sabores propios de los alimentos sin enmascararlos.

Estos son los polialcoholes más comunes que la industria utiliza como edulcorantes:

- · sorbitol (E 420)
- · xilitol (E 967)
- · manitol (E 421)
- · eritritol (E 968)
- · lactitol (E 966)
- · isomaltosa (E 953)
- · maltitol (E 965)
- · steviol (estevia) (E 960)

Como excepción, el eritritol es el único que se absorbe en un 90% en el intestino delgado, por lo que una pequeña cantidad no producirá gases excesivos que puedan provocar malestar ni síntomas de hinchazón, dolor, heces blandas o explosivas, etc.

El más natural sería la estevia: aunque son las hojas frescas o secas de estevia las que realmente han demostrado beneficios para la salud, si no tenemos acceso a ellas y queremos elegir una buena estevia, esta debe tener al menos un 98% de glucósidos de esteviol entre los ingredientes.

- • Es cierto que la estevia a altas temperaturas (horno) puede dejar un sabor amargo; en este caso, es mejor utilizar eritritol en pequeñas cantidades
- • Observa si la estevia te provoca malestar intestinal
- • Se puede adquirir en el herbolario

Baja en FODMAP (intolerancias)

Las siglas de esta dieta corresponden a los siguientes conceptos:

FODMAP	FERMENTABLES
	OLIGOSACÁRIDOS
	DISACÁRIDOS
	MONOSACÁRIDOS
	Y (AND)
	POLIOLES

La dieta baja en FODMAP incluye reducir la ingesta dietética de los cinco subgrupos principales de carbohidratos fermentables:

Fructosa	Lactosa (formada por glucosa y galactosa)
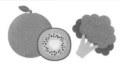	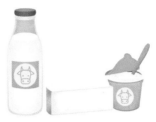
Presente de forma natural en frutas, verduras, miel y como aditivo en productos diet o light, bebidas gaseosas, zumos; muy utilizada por su gran poder como edulcorante, además de por su precio reducido, en su forma de jarabe de maíz alto en fructosa.	Presente en la leche materna, la animal, el yogur, los helados, los quesos blandos, los postres, algunos medicamentos, etc.

Polialcoholes

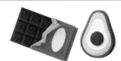

Son alcoholes derivados del azúcar, como sorbitol, manitol, maltitol, xilitol, isomaltosa, etc. Los encontramos en muchos alimentos procesados en forma de edulcorante, como caramelos, chicles, helados, chocolate, pasteles, productos light, diet o cero. También en la pasta de dientes o en los enjuagues bucales.
Podemos encontrar el sorbitol en frutas como la manzana, el aguacate, las moras, las cerezas, las peras, las pasas o las ciruelas

Fructanos	Galactooligosacáridos (GOS)
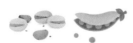	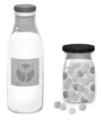
Presentes en el trigo, el centeno, la cebada (galletas, cereales de desayuno, pasta, cuscús), los pistachos, la cebolla, el ajo, el puerro, las alcachofas, los guisantes, las lentejas, los garbanzos, el melocotón, la sandía, el caqui, la chirimoya, etc.	Bebida de soja, legumbres

El intestino delgado tiene dificultades para absorber los FODMAP y estos suelen acumularse en él y en parte del inicio del intestino grueso, por lo que la microbiota intestinal puede fermentarlos. Al no ser absorbidos y por su alta capacidad osmótica (atraen agua) y su velocidad de fermentación, provocan un desequilibrio de los fluidos, alteran el peristaltismo normal, producen distensión, gas, dolor abdominal y deposiciones con poca consistencia.

La dieta baja en FODMAP no es un tipo de alimentación ideal, pero en ocasiones hay que recurrir a estos tratamientos durante el mínimo tiempo posible (6-8 semanas máximo) hasta que mejoren los síntomas y podamos ir reintroduciendo poco a poco todos los alimentos.

Este tipo de dieta cuenta con respaldo científico en el tratamiento de:

- Sobrecrecimiento bacteriano
- Síndrome del intestino irritable
- Enfermedades inflamatorias intestinales como Crohn y colitis ulcerosa

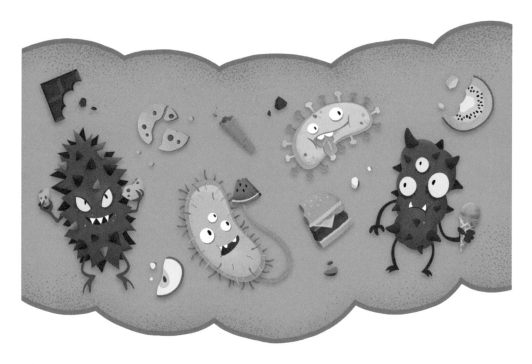

Los alimentos restringidos se reintroducen conforme a la respuesta sobre los síntomas: solo se deben restringir los alimentos y los FODMAP que provoquen síntomas.

Como las intolerancias son dosis y persona dependientes, puede ser que algunas personas que están llevando a cabo una dieta baja en FODMAP puedan comer, por ejemplo, plátano y otras no.

ALGUNOS TRUCOS

Plátano

- Plátano maduro: contiene fructanos
- Plátano verde: bajo contenido en fructanos (mejor tolerado por personas intolerantes a la fructosa, buena opción si padeces esta intolerancia)

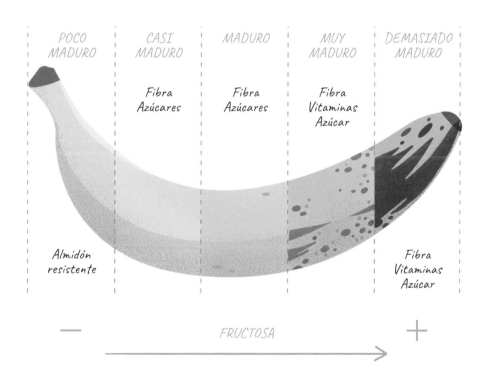

POCO MADURO

CASI MADURO
Fibra
Azúcares

MADURO
Fibra
Azúcares

MUY MADURO
Fibra
Vitaminas
Azúcar

DEMASIADO MADURO

Almidón resistente

Fibra
Vitaminas
Azúcar

— FRUCTOSA +

Frutos secos

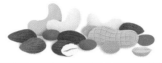

- Las almendras, en cierta cantidad, también pueden generar molestia por su contenido en galactooligosacáridos (GOS).
- Si tienes intolerancia a alguno de los carbohidratos fermentables o FODMAP, mejor utiliza nueces molidas.
- También puedes sustituir las almendras molidas por 65 g de copos de avena.
- En general, la activación de frutos secos (remojo) reduce el contenido de los FODMAP porque, al ser solubles, pasan al agua.

Chocolate

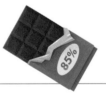

- El chocolate >85% de cacao «normal» (nunca edulcorado) es apto para intolerantes a la lactosa, la fructosa y al sorbitol (FODMAP).

Ajo y cebolla

- Para darles gusto a tus comidas (como no debes utilizar ajo ni cebolla), puedes infusionar el ajo o la cebolla en aceite de oliva virgen extra y de esta forma podrás utilizar ese aceite aromatizado para condimentar tus comidas. Es válido con otras especias.
- Como los fructanos presentes en la cebolla o el ajo son insolubles en grasa, otra opción es que saltees el ajo o la cebolla en un poquito de aceite de oliva virgen extra hasta que se doren y, después, retires todo el ajo y la cebolla antes de agregar cualquier otro ingrediente (pero te quedas con el aceite aromatizado).
  · Es importante no cocinar el ajo y la cebolla con otros ingredientes para evitar el traspaso de los fructanos a otros alimentos.

Pan de masa madre

La masa madre se obtiene mediante la fermentación natural de las harinas. Como la acción del levado la ejercen los microorganismos presentes en el ambiente (sin levadura añadida), requiere más tiempo para levar.

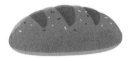

- Las levaduras y las bacterias tendrán más tiempo para descomponer los fructanos; por tanto, es posible que los intolerantes a los FODMAP toleren bien el pan de masa madre.
- Sin embargo, hay otros alimentos fermentados, como el chucrut, que incrementan su contenido en manitol.

Levaduras e impulsores

Hay que distinguir entre:

- Impulsor químico o levadura química: Es un compuesto químico que ayuda a que crezca la masa durante el horneado. No hay fermentación antes del horneado porque solo funciona con calor. Ejemplo: levadura Royal®. Este es el impulsor que se suele utilizar para hacer postres, porque los bizcochos, por ejemplo, no necesitan que la masa fermente.
  - El problema con este tipo de impulsores es que suelen llevar añadido el grupo de los fosfatos (E 450, E 451, E 452, E 453, etc.), que pueden irritar el tracto digestivo y provocar malestar estomacal, diarreas u otros.
  - Existe levadura o impulsor químico sin fosfatos en tiendas especializadas.
- Levadura: Formada por microorganismos vivos de la familia de los hongos. Comienzan a alimentarse de los azúcares y de los almidones que contiene nuestra masa (fermentación) y hacen que esta crezca.
  - Más utilizada para aquellas masas que sí fermentan, como el pan.
  - Muchas levaduras secas llevan E 491 (estearato de sorbitano), que se produce a partir del sorbitol, por lo

que puede dar problemas
a los intolerantes a la fructosa
o el sorbitol.

- También existen, en tiendas
  especializadas, levaduras que
  no llevan este aditivo.
- Otra opción buena y con
  ingredientes aptos: los
  gasificantes, que son otro tipo
  de impulsor químico. No dan
  problemas gastrointestinales.
  Suelen venderse en dos sobres
  diferentes:
  - Uno que lleva el gasificante
    (bicarbonato sódico)
  - Otro que lleva el acidulante
- Ojo con la cantidad: un error
  muy común es pensar que
  cuanta más levadura o impulsor
  químico se añada, más subirá
  la masa, y eso es falso, pues si
  echas demasiado es posible que
  la masa crezca mucho en el
  horno y después se hunda.

Sin huevo

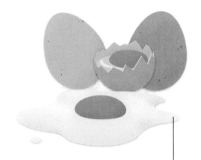

ecológicos o camperos
según el primer dígito del número
impreso en la cáscara

Si puedes, escógelos ecológicos o camperos. Para cerciorarte de que un huevo es ecológico, debes fijarte en el primer dígito que lleva impreso en la cáscara:

- Si empieza por:
  - 0. Producción ecológica
  - 1. Campera
  - 2. En tierra
  - 3. En jaulas
- Por ejemplo: 0ES31050374, sería un huevo ecológico.
- Lo ideal es elegir los huevos del 0 o del 1. Se venden en muchos supermercados.
- Puedes comer huevo todos los días, siempre y cuando no te hayan indicado lo contrario.

Existen varios alimentos que pueden sustituir los huevos en nuestra dieta. A continuación van algunas propuestas.

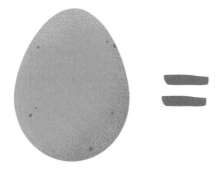

- 1 cda. de semillas de lino
  + 3 cdas. de agua
- 1 cda. de semillas de chía
  + 3 cdas. de agua
- 1 manzana golden hecha
  compota (65 g)
- ½ plátano (madurez al punto)
  chafado (60 g)
- 1 cda. de harina de garbanzo
  + 3 cdas. de agua (rebozados)
- 1 yogur griego o vegetal o queso
  crema (60 g) útil en pasteles
  o muffins
- 60 g de crema de frutos secos
- 30 g de tofu hecho puré
- 7 g de bicarbonato + 15 ml
  de vinagre de manzana
  (ideal para muffins y pasteles)
- ½ taza de aceite de oliva
  o de coco (solo utilizar si la
  receta lleva máx. 2 huevos)

Leyenda

 sin gluten

 sin azúcar

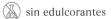 sin edulcorantes

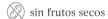 sin frutos secos

sin huevo

sin lácteos

baja en FODMAP

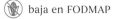 keto o apta para
dieta cetogénica

vegan

 veggie

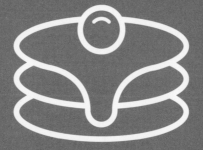

RECETAS

Desayunos

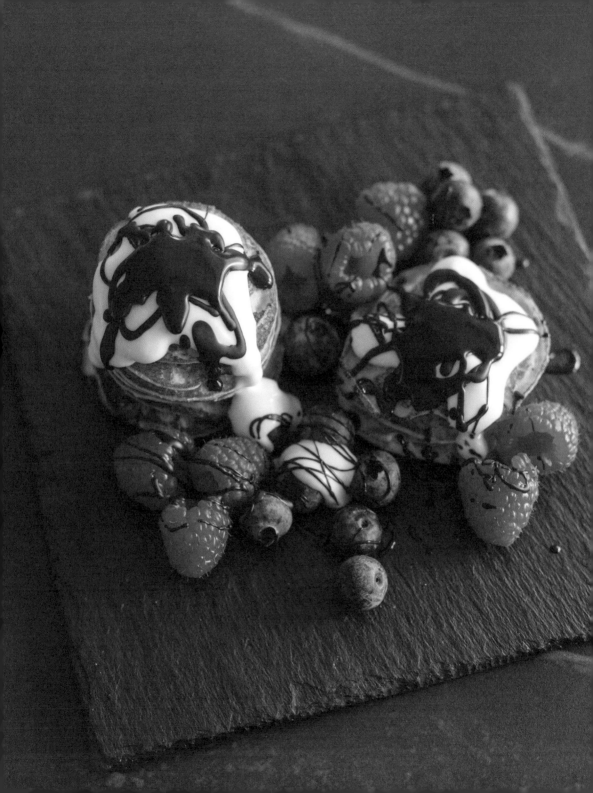

Tortitas de avena

 1 persona

 5 minutos

Ingredientes

1 huevo entero

1 manzana asada (100 g)

20 g de copos de avena sin gluten

1 cucharadita de aceite de coco o de oliva (2 g)

10 g de chocolate negro >85% de cacao

canela al gusto

Preparación

1. Pela y corta la manzana en trocitos en un plato. Introdúcelo en el microondas sin tapar, 2 minutos a 750 W. Añade canela a la manzana asada y deja que se atempere un poco.

2. Mezcla todos los ingredientes en un bol y tritura con una batidora de mano.

3. Pon un poco de aceite de oliva o de coco en la sartén o la crepera y fríe la tortita, vuelta y vuelta.

4. Pon el chocolate y el aceite de coco en un bol y mételos en el microondas 1 minuto y medio a 750 W; hazlo en golpes de 30 segundos. Cubre las tortitas con el chocolate fundido.

. . . .

 Sustituye la manzana asada por 4 cucharadas de yogur griego o yogur vegetal de coco, si quieres hacer las tortitas sin fruta.

TIP

Para que no se peguen, en una sartén antiadherente, espolvorea un poco de sal y calienta la sartén con la sal. Una vez caliente, retira toda la sal con un papel de cocina, añade un poco de aceite por toda la superficie, calienta de nuevo y comienza a hacer las tortitas.

Información nutricional	por 100 g
Energía	143 kcal
Proteínas	6 g
Hidratos de carbono	12 g
Azúcares	6 g
Grasas	7 g

Pudín de chía

1 persona

**5 minutos
+ 30 minutos
para hidratar
las semillas**

Ingredientes

1 yogur entero natural (125 g)
10 g de semillas de chía
un puñado de frambuesas (20 g)
20 g de mango en trocitos
10 g de almendras crudas

Preparación

1. Mezcla las semillas de chía con el yogur y remueve para que se integre todo.
2. Introdúcelo en la nevera durante al menos 30 minutos para que se hidraten correctamente las semillas (si es para el desayuno, puedes dejarlo toda la noche en la nevera).
3. Después solo tienes que añadir las frutas y frutos secos al gusto por encima.

Sustituye el yogur entero por un yogur vegetal.

Elimina los frutos secos de la elaboración.

Información nutricional	por 100 g
Energía	108 kcal
Proteínas	5 g
Hidratos de carbono	6 g
Azúcares	6 g
Grasas	7 g

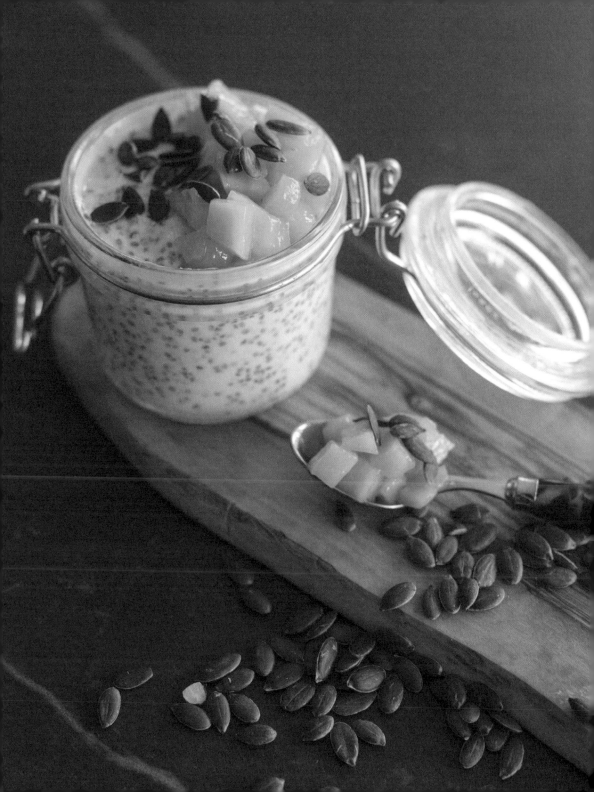

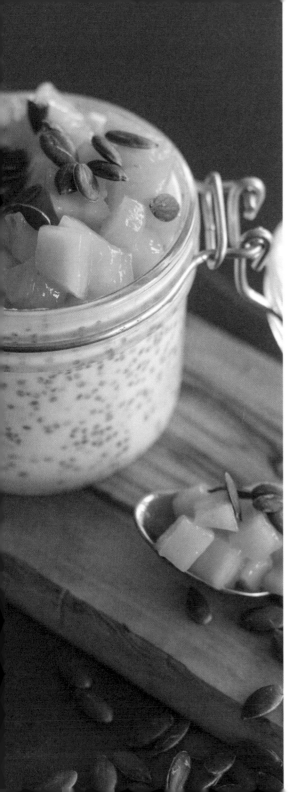

¿Sabías que...?

¿QUÉ SEMILLAS SE PUEDEN TOMAR ENTERAS?

Es mejor tomar enteras las semillas que son lo bastante grandes como para poder masticarlas; de esta forma podremos absorber mejor sus nutrientes. Las semillas de calabaza o girasol sí que se pueden masticar y absorberemos mejor sus nutrientes.

¿QUÉ SEMILLAS HABRÍA QUE TRITURAR PARA CONSUMIRLAS Y POR QUÉ?

Las semillas de sésamo o de chía es mejor consumirlas trituradas (en polvo) o remojadas en agua (1 cucharada de semillas por 3 de agua). Así absorberemos mejor los nutrientes y evitaremos el riesgo de que las semillas se claven en el intestino y nos hagan daño.

- Las semillas de chía necesitan un tiempo de remojo de 30 minutos.
- Las semillas de lino necesitan un tiempo de remojo de 6-8 horas (una noche entera).

Lo ideal sería utilizar un molinillo de café para triturar las semillas; de esta forma podrás triturar solo la cantidad que vayas a utilizar en el momento y así preservarán sus propiedades y no se oxidarán.

¿NO VALE TRITURAR Y GUARDARLAS EN UN BOTE? ¿SE PIERDEN PROPIEDADES?

Las semillas de chía o lino tienen una buena cantidad de omega-3, calcio, fibra y grasas buenas, pero según cómo las consumas absorberás más unos nutrientes u otros. La mejor forma de consumirlas es en polvo o hidratándolas.

Las semillas deben conservarse en sitios oscuros. De hecho, el típico tarro de cristal para guardar las semillas en casa no sería el mejor recipiente de almacenamiento. Si te fijas, cuando compras las semillas vienen en una bolsa hermética y opaca.

Para conservar y almacenar las semillas el vacío sería la técnica más práctica, pero abrir un recipiente o bolsa con semillas deja entrar el aire y elimina el vacío. Así, conservar al vacío podría ser incómodo para recipientes de semillas que hay que abrir con frecuencia.

Puedes triturarlas y guardarlas en el congelador; en realidad no llegan a congelarse y así puedes ir cogiendo puñaditos para utilizarlas cuando quieras. Si las metes en el congelador, evitarás que se oxiden y pierdan sus propiedades. Si las guardas en nevera, solo te durarán 2-3 días antes de empezar a oxidarse.

Puedes hidratarlas en agua, en bebida vegetal, en yogur, etc. En este caso aumentarán su contenido en fibra (soluble e insoluble), buena para mejorar el estreñimiento y para regular el colesterol. Además, como al hidratarlas triplican su tamaño, son buenas para mejorar la ansiedad, ya que ayudan a saciar.

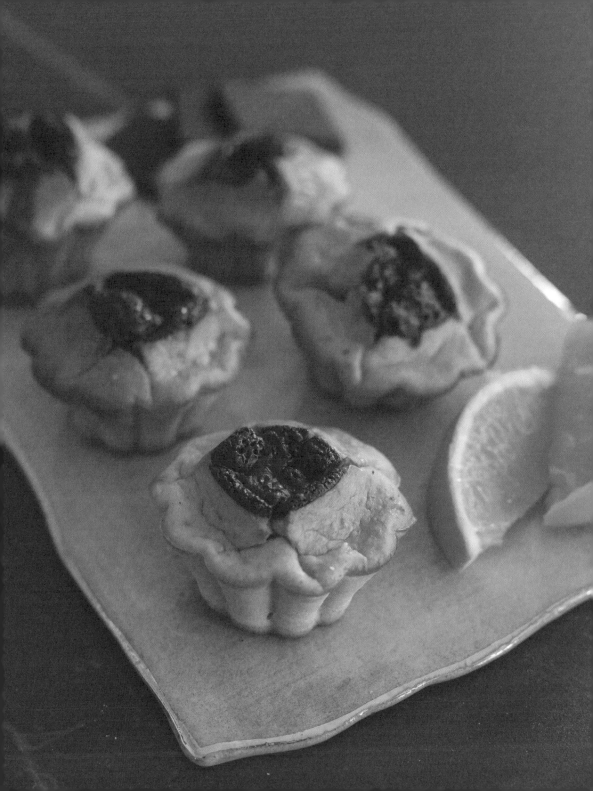

Muffin de yogur y naranja

🧁 **6 muffins**

🕐 **25 minutos**

Conservación:
2 o 4 días en la nevera, incluso se podrían congelar.

Información nutricional	por 100 g
Energía	116 kcal
Proteínas	4 g
Hidratos de carbono	15 g
Azúcares	9 g
Grasas	4 g

Ingredientes
2 huevos medianos (100 g)
65 g de copos de avena sin gluten
50 g de yogur griego
2 manzanas Golden grandes (460 g)
½ plátano (75 g)
70 g de naranja (ralladura y 2-3 gajos)
1 cucharadita de levadura
15 g de chocolate negro >85% de cacao
canela de Ceilán
1 cucharadita de aceite de coco o de oliva

Preparación
1. Pela y corta las manzanas en trocitos, ponlas sobre un plato y mételas al microondas (sin tapa), 2 minutos a 750 W; también puedes asarlas en el horno.
2. Después, mezcla todos los ingredientes, menos el chocolate, con una batidora de mano y añádelo a los moldes.
3. Una vez en los moldes, agrega, si quieres, unos trocitos de chocolate en el centro del muffin.
4. Introduce en el horno previamente calentado a 200 °C y hornea 20 minutos; ¡siempre vigilando!
5. Para la cobertura, introduce el chocolate junto con el aceite de coco 1 minuto en el microondas, a golpes de 30 segundos, ¡y listo!

....

🌽 Cambiar las manzanas por 2 plátanos o bien por plátano y calabaza (en total 160 g).

Canela de Ceilán

Si eres de los que le añaden canela a todo (fruta, yogur, postres...), es mejor que te fijes en cuál compras.

En el mercado solemos encontrar estos dos tipos:

- **Canela de Ceilán** (*Cinnamomum verum o zeylanicum*), procedente de Sri Lanka y del sur de la India.
- **Canela cassia** (*Cinnamomum cassia*), procedente de China, Indonesia o Vietnam.

La más utilizada en Europa y la más barata es la canela cassia. La diferencia entre ambas es la cantidad de cumarina que contienen.

La cumarina es un compuesto aromático cuyo olor recuerda a la vainilla; el problema es que es tóxico para el hígado en ciertas cantidades. La de cassia es la que más cantidad de cumarina contiene. La de Ceilán apenas contiene trazas de cumarina. La Unión Europea ha establecido unos niveles máximos de utilización directa de cumarina para aromatizar algunos productos (por ejemplo, postres, productos de panadería que contengan canela o cereales de desayuno, incluido muesli). Sin embargo, no se han establecido unos niveles máximos para la utilización de la canela.

¿CUÁNTA CANELA DEBEMOS TOMAR AL DÍA?

La Autoridad Europea de Seguridad Alimentaria establece que la cantidad máxima diaria que el organismo tolera de cumarina está situada en 0,1 mg por kilogramo de peso, o lo que es lo mismo, un adulto de 60 kg podría consumir 6 mg diarios de cumarina, lo que equivaldría a unos 2 gramos de canela cassia diarios, la mitad de una cucharadita pequeña.

Si utilizas canela de Ceilán no tienes que preocuparte por la cantidad de canela que consumes. Si utilizas canela cassia, mi consejo es que no la emplees a diario y que la tomes con moderación.

Niños, embarazadas o pacientes con insuficiencia hepática

Lo ideal es que consuman canela de Ceilán para evitar riesgos.

Se puede comprar en supermercados y en herbolarios; en el bote debe aparecer claramente «canela de Ceilán».

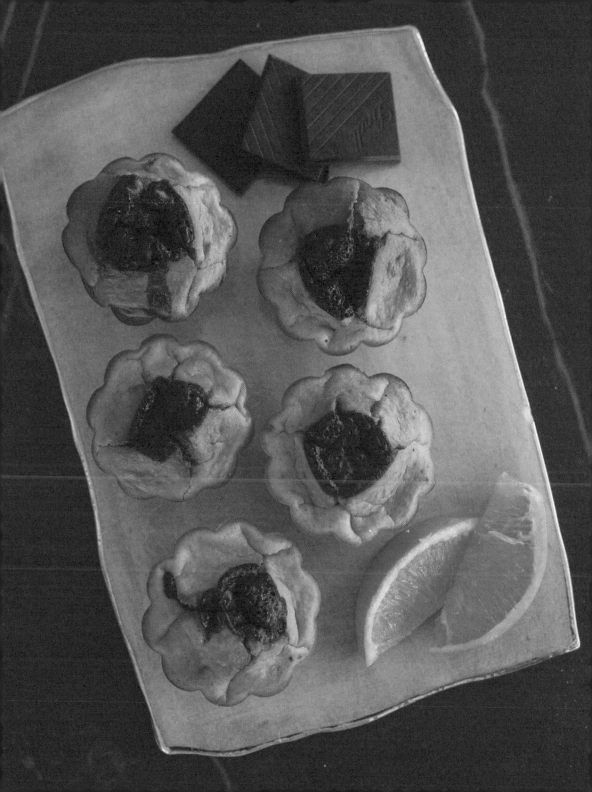

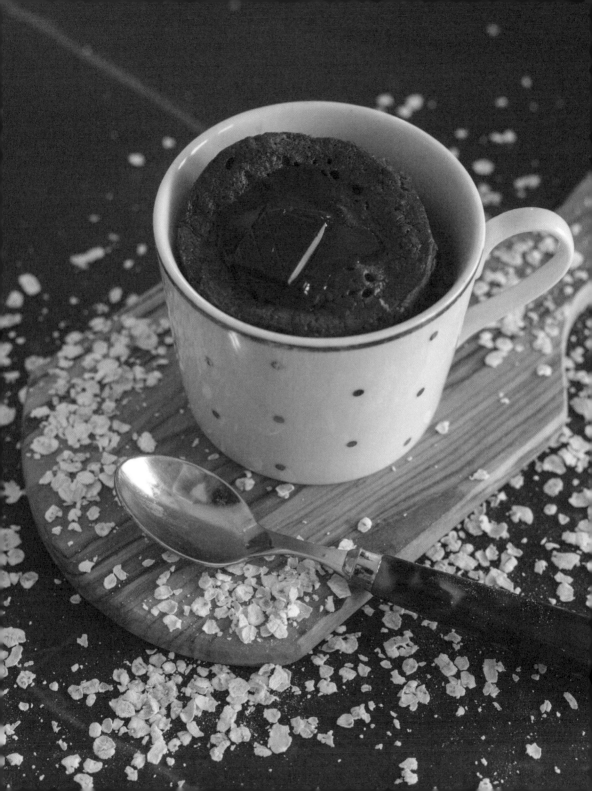

Mug cake sin horno y sin fruta

 1 cake

 5 minutos

Ingredientes

1 huevo mediano (50 g)

5 g de cacao puro en polvo

2 cucharadas de copos de avena sin gluten (26 g)

5 g de chocolate negro >85% de cacao

40 g de yogur griego natural

1 cucharadita de aceite de coco o de oliva (2 g)

1 cucharada de crema de frutos secos

Preparación

1. Bate el huevo, añade el cacao, los copos de avena y el aceite, y tritura todo con una batidora de mano.
2. Pon la mezcla en una taza y métela en el microondas 1 minuto y medio a 900 W.
3. Sácala del microondas y pon el chocolate en el medio para que se derrita.

....

 Sustituye los copos de avena por nueces molidas.

 Si eres alérgico a los frutos secos, elimina la crema.

TIP

Pon la taza en el borde del plato dentro del microondas, no en el centro; así podrá girar y subirá más.

Información nutricional	por 100 g
Energía	219 kcal
Proteínas	10 g
Hidratos de carbono	14 g
Azúcares	2 g
Grasas	13 g

Cereales con chocolate

4-5 raciones

25 minutos

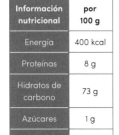

Ingredientes

20 g de chocolate negro >85% de cacao
½ cucharada de aceite de coco o de oliva (5 g)
175 g de copos de maíz

Preparación

1. Pon en un bol el chocolate con el aceite de coco, introdúcelo en el microondas durante aproximadamente 1 minuto y medio, a golpes de 30 segundos, hasta que se funda, y remuévelo bien.
2. Introduce los copos de maíz y báñalos bien en chocolate.
3. Vierte la mezcla en un molde de silicona o de cristal recubierto con papel de horno para que no se pegue al fondo.
4. Introdúcelo en el congelador durante 15-20 minutos, o bien en la nevera aproximadamente 1 hora, hasta que se endurezca, y... ¡a comer!

....

Para celíacos, cualquiera de los cereales sin gluten.

Si sigues una dieta baja en FODMAP, sustituye los copos de maíz por quinoa o arroz o espelta inflados.

Información nutricional	por 100 g
Energía	400 kcal
Proteínas	8 g
Hidratos de carbono	73 g
Azúcares	1 g
Grasas	8 g

Las recetas de Blanca

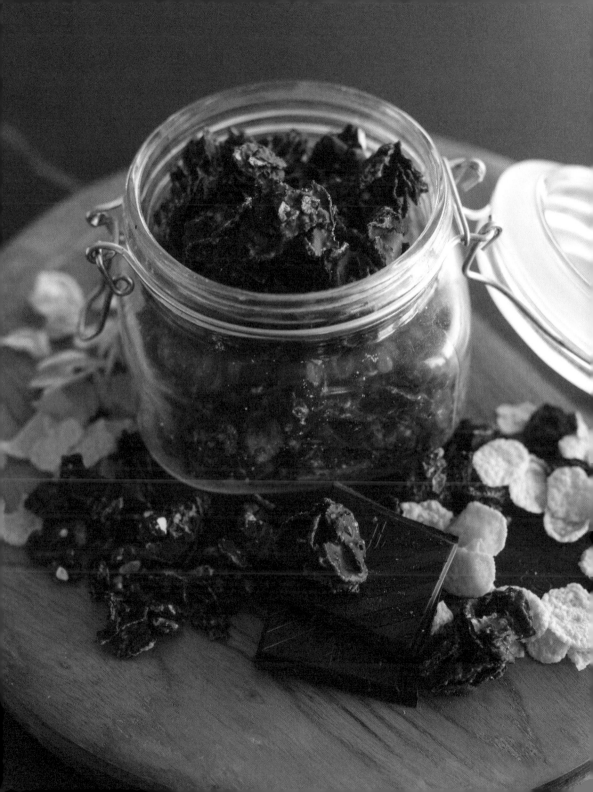

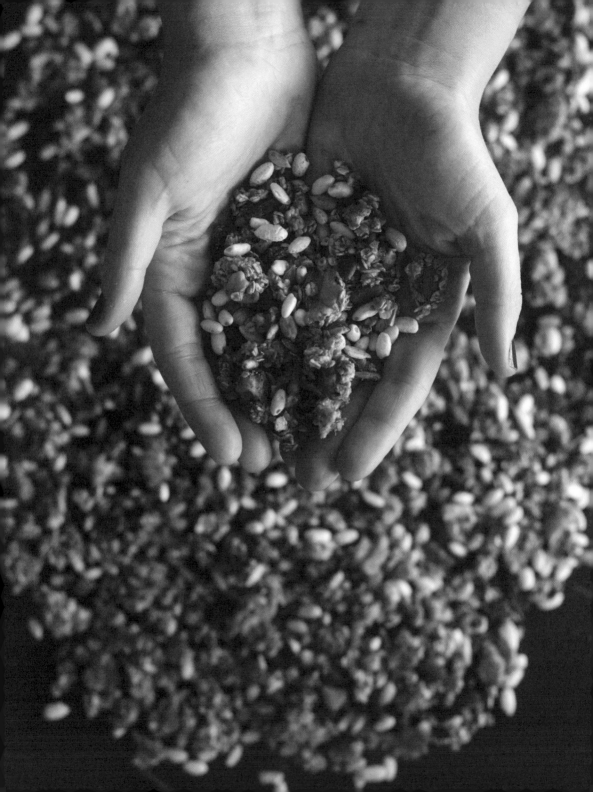

Granola sin azúcar

 10 raciones

 25-30 minutos

Ingredientes

150 g de copos de avena sin gluten

40 g de pipas de girasol

40 g de pipas de calabaza

30 g de nueces

20 g de quinoa inflada

50 g de pasas

15 g de chocolate negro >85% de cacao

ralladura de 1 naranja

120 g de pasta de dátil (véase p. 241)

una pizca de sal

canela al gusto

Preparación

1. Precalienta el horno arriba y abajo a 180 °C.
2. Pon en un bol los copos de avena, las pipas de girasol y calabaza, las nueces, la pasta de dátil y mézclalo todo.
3. Sobre un papel de horno, pon la mezcla extendida y hornéala unos 20 minutos, hasta que quede doradito. Mueve la mezcla para que no se queme y vaya tostándose todo por igual.
4. Al sacar del horno, añade en caliente las pasas, el chocolate en trocitos pequeños, la sal, la ralladura de naranja y la quinoa inflada, y remueve todo junto.

Conservación:

En un tarrito de vidrio cerrado en nevera, de 10 a 15 días, o más.

Información nutricional	por 100 g
Energía	404 kcal
Proteínas	12 g
Hidratos de carbono	39 g
Azúcares	8 g
Grasas	16 g

Mermelada

 8-10 raciones

 30-35 minutos

Ingredientes

un puñado de frambuesas (20 g)
un puñado de arándanos (20 g)
1 cucharadita de aceite de coco o de oliva (2 g)
6 g de semillas de chía
agua
limón

Preparación

1. Añade a las semillas de chía 1 cucharada y media de agua en un bol, y deja reposar durante 20-30 minutos.
2. Pon en un bol apto para microondas las frambuesas y los arándanos, y 1 o 2 cucharaditas de agua, e introdúcelo en el microondas hasta que las frutas queden deshechas.
3. Mezcla las semillas de chía y los frutos deshechos, déjalo enfriar y... ¡listo!

....

Elimina las semillas de chía de la receta.

Información nutricional	por 100 g
Energía	135 kcal
Proteínas	4 g
Hidratos de carbono	8 g
Azúcares	8 g
Grasas	9 g

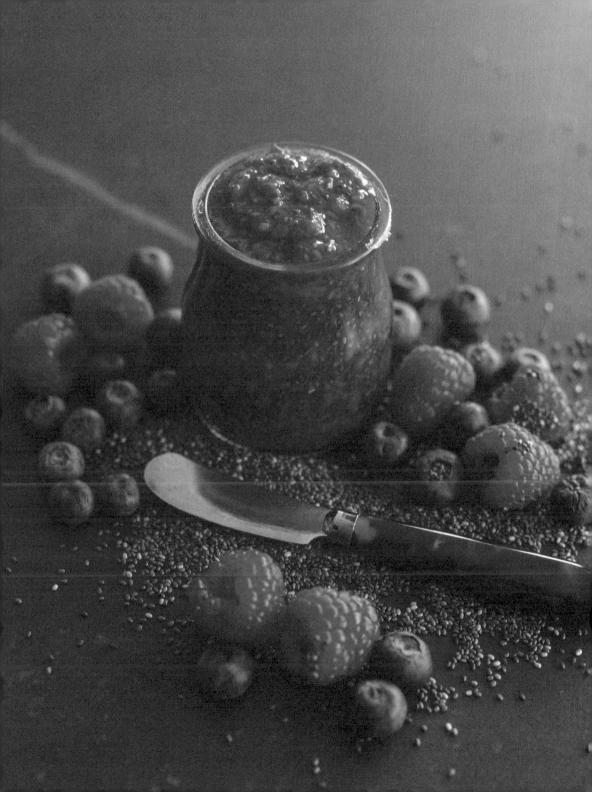

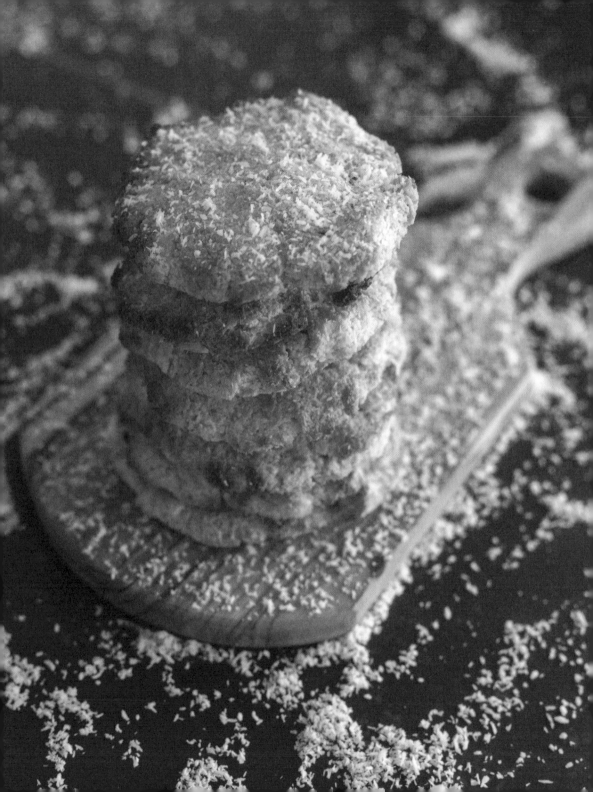

Galletas de coco sin huevo

 6 galletas

 25 minutos

Ingredientes

2 plátanos medianos (300 g)

1 pera (180 g)

150 g de harina de coco

canela de Ceilán al gusto

Preparación

1. Precalienta el horno arriba y abajo a 180 °C, sin ventilación.
2. Aplasta los plátanos y la pera con un tenedor.
3. Pon la fruta en un bol y ve agregando el coco poco a poco mientras vas mezclando, de forma que te salga una mezcla húmeda y moldeable.
4. Con las manos haz bolitas y aplástalas un poco tipo galletas, e introdúcelas en el horno sobre un papel vegetal durante 15-20 minutos o hasta que estén doraditas.

OPCIONES

Puedes poner la fruta que quieras o calabaza asada (con las mismas cantidades que arriba).

Información nutricional	por 100 g
Energía	151 kcal
Proteínas	6 g
Hidratos de carbono	19 g
Azúcares	10 g
Grasas	4 g

Bizcocho de pera

 4 personas

  25 minutos

Ingredientes

1 pera (180 g)

1 manzana (180 g)

5 cucharadas de copos de avena sin gluten (65 g)

2 huevos medianos (100 g)

canela de Ceilán al gusto

½ cucharada de aceite de coco o de oliva (5 g)

1 cucharadita de levadura

10 g de chocolate negro >85% de cacao

½ cucharadita de aceite de coco o de oliva

Preparación

1. Pela la pera y la manzana, y córtalas en trocitos, ponlas en un plato y mételas en el microondas 2 minutos sin tapar.

2. Solo hay que mezclar todos los ingredientes (pera y manzana asadas, copos de avena, huevos, levadura y aceite de coco) en una batidora de mano y listo; añádelo al molde.

3. Para la cobertura, pon en un bol el chocolate y el aceite de coco, y caliéntalo 1 minuto en el microondas, a golpes de 30 segundos, hasta que quede líquido. Añádelo por encima de la mezcla.

4. Introduce durante 10-20 minutos en el horno previamente calentado a 200 °C y no dejes de vigilar.

Información nutricional	por 100 g
Energía	132 kcal
Proteínas	5 g
Hidratos de carbono	16 g
Azúcares	7 g
Grasas	5 g

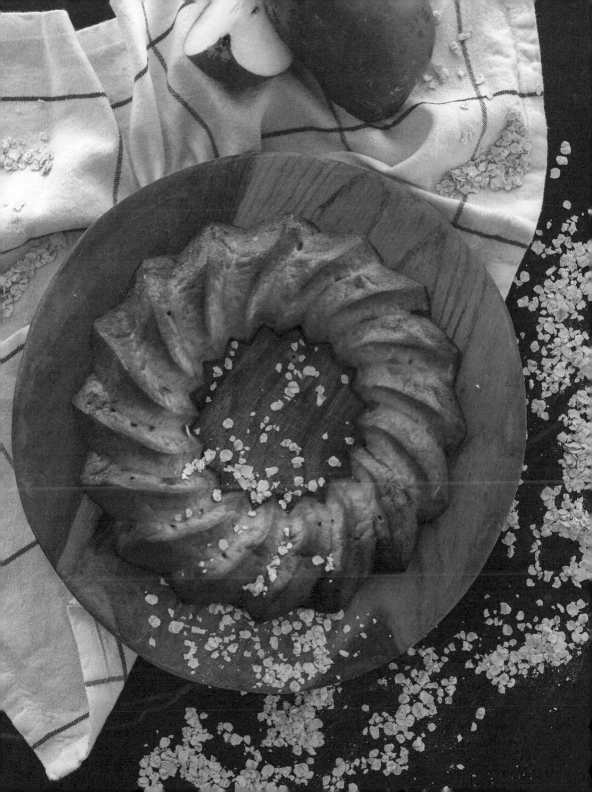

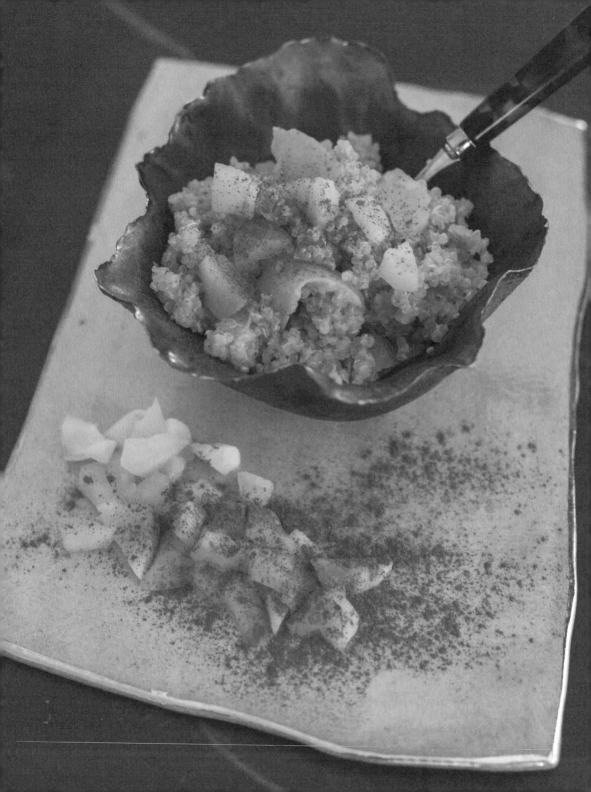

Porridge de quinoa

1 ración

17 minutos

Ingredientes
4 cucharadas de quinoa cruda (52 g)
un trozo de cáscara de limón
200 g de bebida vegetal de almendra
canela de Ceilán al gusto

Toppings (opcional)
frutas en trocitos
chocolate >85% de cacao en trozos
frutos secos
50 g de manzana asada

Preparación
1. Lava la quinoa con agua fría, escúrrela y déjala toda la noche en remojo en la nevera para que se ablande.
2. Escurre la quinoa y aclárala con agua, añádela a un cazo junto con la bebida vegetal y la cáscara de limón. Ponlo al fuego y deja que hierva sin cesar de remover con una espátula. Una vez que haya entrado en ebullición, baja el fuego y remueve durante unos 15 minutos, hasta que la quinoa esté blandita y haya absorbido la bebida vegetal.
3. Pon la quinoa en un bol, añade los *toppings* elegidos.
4. Se puede comer caliente o frío.

TIP
Si lo haces el día anterior y lo guardas en la nevera, al día siguiente se habrá convertido en almidón resistente (véase explicación p. 35), lo que significa que tendrá menor índice glucémico y servirá de alimento para tus bacterias buenas (fibra).

Información nutricional	por 100 g
Energía	77 kcal
Proteínas	3 g
Hidratos de carbono	10 g
Azúcares	2 g
Grasas	2 g

Petit suisse

 2 raciones

 5 minutos

Ingredientes

125 g de yogur natural entero

100 g de bebida vegetal de almendra

125 g de frambuesas

4 hojas de gelatina neutra o agar agar

Preparación

1. Sumerge las hojas de gelatina en agua fría 2 minutos. Mientras tanto, calentamos la bebida vegetal. Cuando la gelatina esté hidratada, la añadimos a la bebida vegetal caliente y mezclamos bien para que se disuelva.

2. Añade el yogur y las frambuesas a la bebida vegetal de almendra. Bate a máxima potencia todo junto.

3. Vierte la mezcla en vasitos individuales y refrigera durante al menos 2 horas.

....

 Sustituye el yogur natural por uno a base de vegetales.

Información nutricional	por 100 g
Energía	42 kcal
Proteínas	2 g
Hidratos de carbono	4 g
Azúcares	4 g
Grasas	2 g

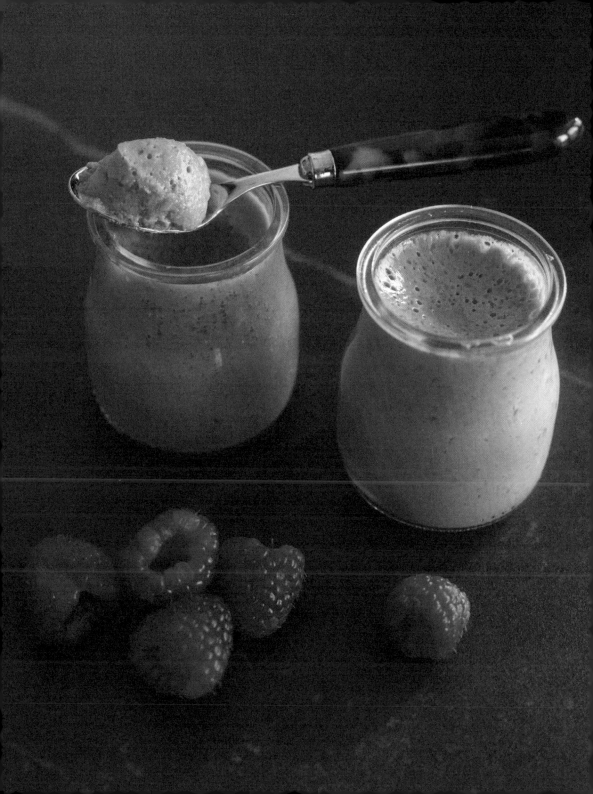

Leyenda

 sin gluten

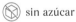 sin azúcar

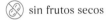 sin edulcorantes

 sin frutos secos

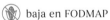 sin huevo

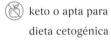 sin lácteos

 baja en FODMAP

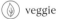 keto o apta para dieta cetogénica

vegan

veggie

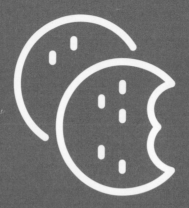

Media mañana o merienda

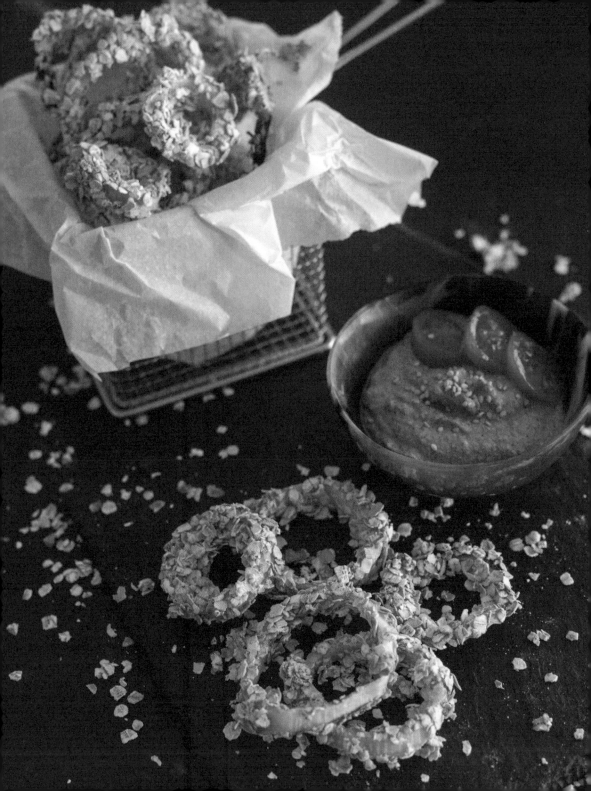

Aros de cebolla

Ingredientes

1 cebolla grande (200 g)

2 huevos medianos (100 g)

5 cucharadas de copos de avena sin gluten (65 g)

3 cucharadas de harina de avena (39 g)

2 cucharadas de aceite de oliva virgen extra (18 g)

Preparación

1. Precalienta el horno a 200 °C arriba y abajo.
2. Trocea la cebolla en forma de aros.
3. Reboza los aros en la harina, después en el huevo y por último en los copos de avena.
4. Ve poniendo los aros sobre un papel de horno y añade un chorrito de aceite de oliva virgen extra por encima.
5. Introduce los aros en el horno durante 10-12 minutos y dales la vuelta; déjalos así hasta que se doren.

Información nutricional	por 100 g
Energía	189 kcal
Proteínas	8 g
Hidratos de carbono	18 g
Azúcares	3 g
Grasas	9 g

Banana bread

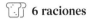 **6 raciones**

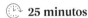 **25 minutos**

Ingredientes

3 plátanos medianos (450 g)

100 g de copos de avena sin gluten

100 g de harina de avena

2 huevos medianos (100 g)

150 g de bebida vegetal de almendra

1 cucharada de levadura en polvo

20 g de chocolate negro >85% de cacao en trocitos

un puñado de nueces en trocitos (20 g)

Preparación

1. Precalienta el horno a 200 °C arriba y abajo.
2. Tritura todos los ingredientes juntos menos el chocolate y las nueces.
3. Añade a un molde rectangular y pon por encima los trocitos de chocolate y las nueces.
4. Introduce en el horno unos 20 minutos y vigila, o hasta que veas que queda doradito por encima.

Información nutricional	por 100 g
Energía	178 kcal
Proteínas	7 g
Hidratos de carbono	24 g
Azúcares	7 g
Grasas	6 g

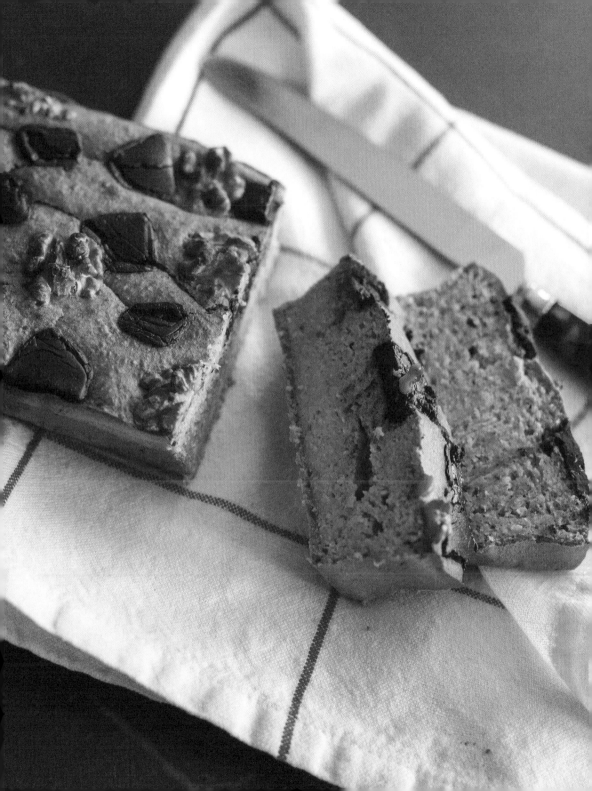

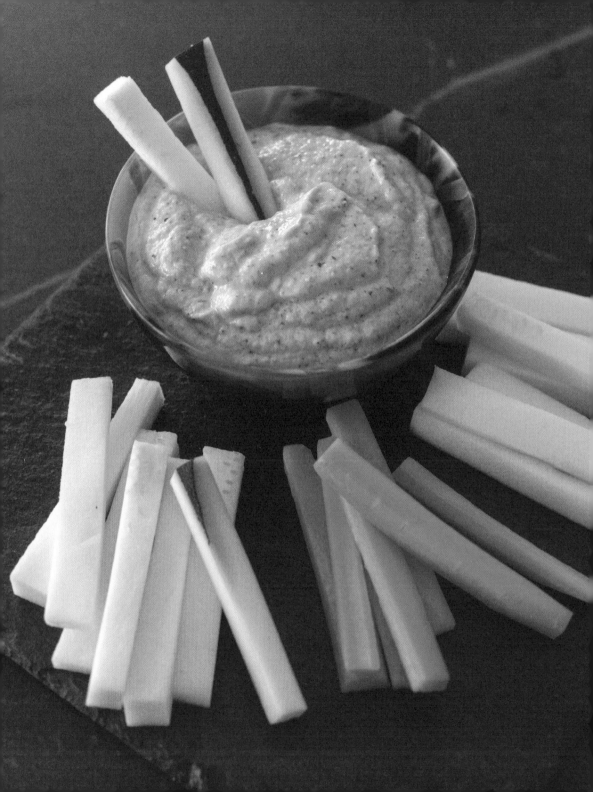

Hummus de calabacín

1-2 personas

5 minutos

Ingredientes

100 g de calabacín

1 cucharada de aceite de oliva virgen extra (9 g)

1 cucharada de zumo de limón

40 g de tahini (crema de sésamo tostado)

1 diente de ajo (4 g)

un poco de sal

Preparación

1. Hierve el calabacín pelado y troceado, 5-10 minutos en agua.

2. Tritura todos los ingredientes con una batidora y... ¡listo!

....

Sin la crema de sésamo tostado o tahini.

Elimina el ajo de la elaboración.

Información nutricional	por 100 g
Energía	248 kcal
Proteínas	8 g
Hidratos de carbono	5 g
Azúcares	2 g
Grasas	22 g

Barritas de coco

 3 barritas

 10 minutos

Ingredientes

2 yogures naturales enteros (250 g)

2 dátiles deshuesados (22 g)

1 cucharada de crema de cacahuete (20 g)

60 g de coco rallado

40 g de copos de avena sin gluten

un puñado de nueces en trozos (20 g)

canela al gusto

Preparación

1. Bate solamente los yogures, los dátiles y la crema de cacahuete.
2. Añade los demás ingredientes.
3. Remueve y pon la mezcla en los moldes de barritas o snacks.
4. Introduce durante unos 10-15 minutos en el horno precalentado a 200 °C con calor arriba y abajo.

Información nutricional	por 100 g
Energía	236 kcal
Proteínas	7 g
Hidratos de carbono	14 g
Azúcares	7 g
Grasas	16 g

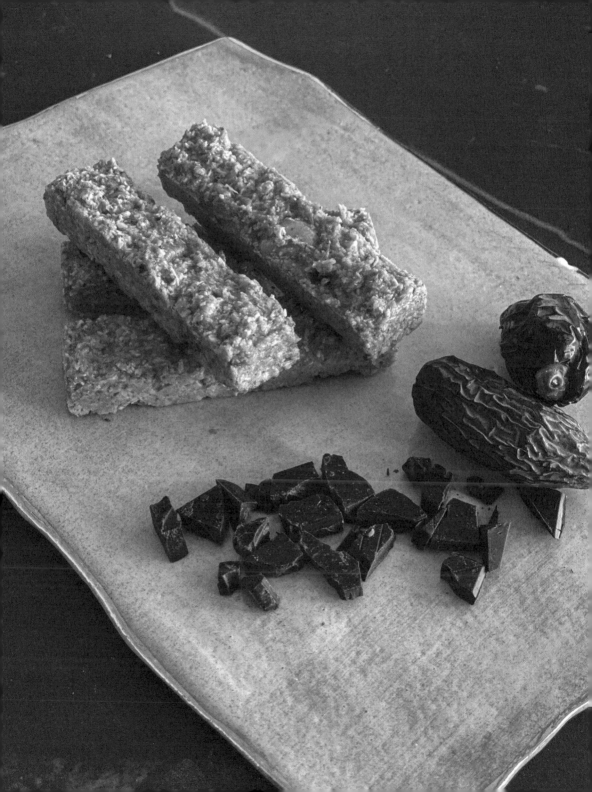

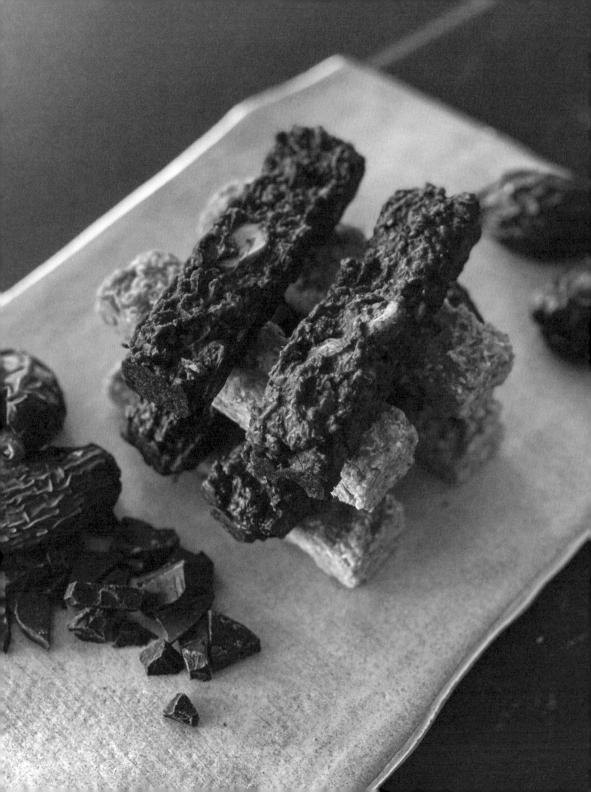

Barritas de chocolate

3 barritas

10 minutos

Ingredientes

2 yogures naturales enteros (250 g)

2 dátiles deshuesados (22 g)

1 cucharada de crema de cacahuete (20 g)

15 g de chocolate negro >85% de cacao

1 cucharadita de aceite de coco (2 g)

40 g de copos de avena sin gluten

un puñado de nueces en trozos (20 g)

canela al gusto

Preparación

1. Bate solamente los yogures, los dátiles y la crema de cacahuete.
2. Funde el chocolate junto con el aceite de coco en el microondas 1 minuto y medio, en golpes de 30 segundos, a 750 W.
3. Añade los demás ingredientes.
4. Remueve y pon la mezcla en los moldes de barritas o snacks.
5. Introduce durante unos 10-15 minutos en el horno precalentado a 200 °C con calor arriba y abajo.

Información nutricional	por 100 g
Energía	178 kcal
Proteínas	7 g
Hidratos de carbono	15 g
Azúcares	8 g
Grasas	10 g

Media mañana o merienda

Palitos de zanahoria y chocolate

2 personas

25 minutos

Ingredientes
4 zanahorias medianas (360 g)
20 g de chocolate negro >85% de cacao
½ cucharada de aceite de coco (5 g)

Preparación
1. Precalienta el horno a 200 °C con calor arriba y abajo. Yo pongo un bol con agua en la parte inferior del horno para que las zanahorias queden más blanditas.
2. Pela y corta las zanahorias en tiras.
3. Ponlas en la bandeja del horno encima de un papel vegetal y hornea durante unos 20-25 minutos, hasta que queden blanditas.
4. Cuando las zanahorias estén listas, derrite el chocolate en el microondas 1 minuto, a golpes de 30 segundos, a 750 W con el aceite de coco.
5. Baña las zanahorias en el chocolate y déjalas reposar en el papel de horno. Mételas un rato en la nevera hasta que el chocolate quede duro.

TIP
Puedes sustituir las zanahorias por calabacín o calabaza.

Información nutricional	por 100 g
Energía	84 kcal
Proteínas	1 g
Hidratos de carbono	8 g
Azúcares	·7 g
Grasas	5 g

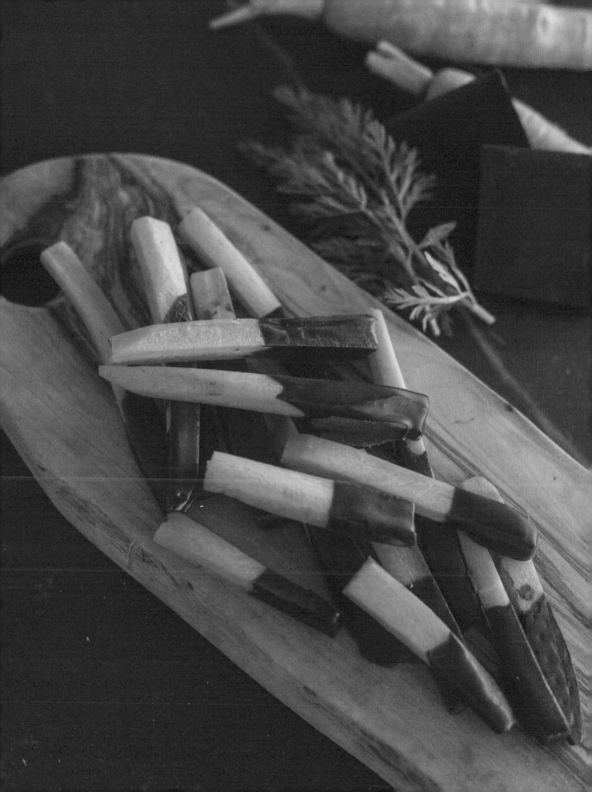

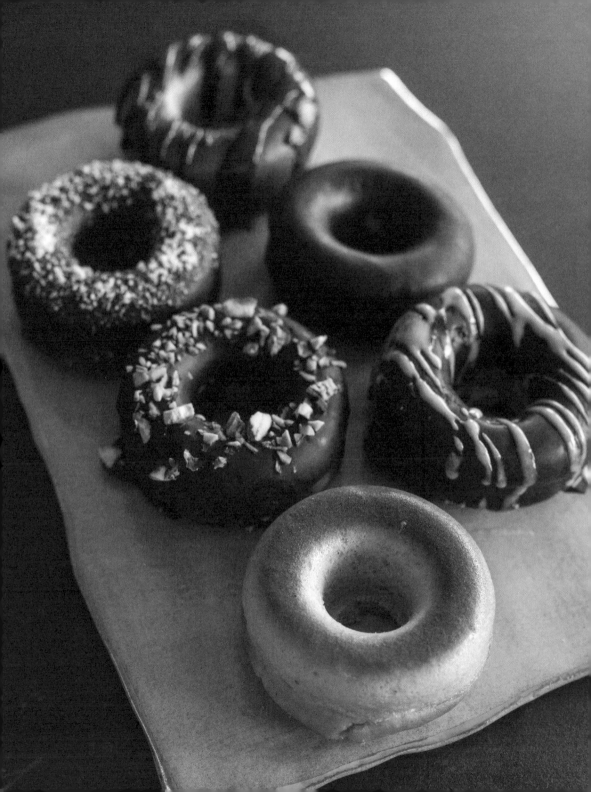

Donuts sin harina

 6 raciones

 10 minutos

Ingredientes

2 huevos medianos (100 g)
65 g de almendra molida
2 plátanos medianos (300 g)
1 mandarina mediana (70 g)
1 cucharadita de levadura en polvo
canela de Ceilán
30 g de chocolate negro >85% de cacao
½ cucharada de aceite de coco (5 g)
crema de anacardos o de otro fruto seco
frutos secos

Preparación

1. Precalienta el horno a 200 °C, arriba y abajo, sin aire.
2. Mezcla todo (menos los ingredientes de la cobertura) con una batidora de mano y añádelo a los moldes. La textura debe quedar cremosa, no líquida.
3. Introdúcelos en el horno 20 minutos, siempre vigilando.
4. Una vez que haya terminado el horno, desmolda en frío.
5. Para la cobertura, derrite el chocolate y el aceite en el microondas, 1 minuto y medio a 750 W. Hazlo en golpes de 30 segundos.
6. Pon los donuts sobre un plato y un papel de horno, para que no se peguen al plato al enfriarse, y añade el chocolate líquido por encima y el resto de la cobertura elegida. Introduce en la nevera al menos media hora y ¡listo!

. . . .

 Sustituye la almendra molida por otro fruto seco o unas semillas.

Conservación:
De 2 a 4 días en nevera en un táper de vidrio cerrado.

Información nutricional	por 100 g
Energía	223 kcal
Proteínas	7 g
Hidratos de carbono	13 g
Azúcares	10 g
Grasas	15 g

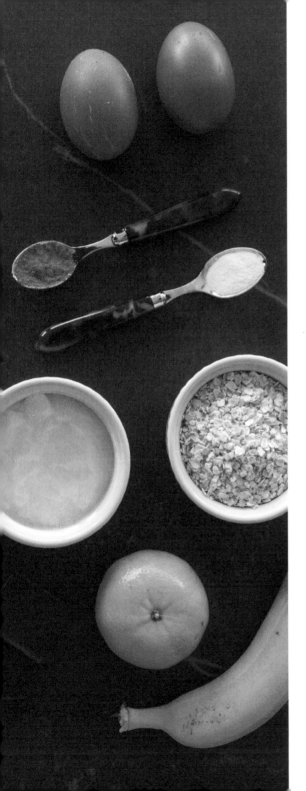

TIPS

Es importante utilizar moldes de silicona platino, que aseguran calidad a la hora de cocinar y aplicar temperatura, y hacen que no pasen tóxicos a tu comida. Además, no modifican el sabor de los alimentos y ayudan a que este tipo de masas de repostería sin gluten suban con más facilidad.

Utiliza una batidora de mano en vez de una normal (si esta es muy potente), porque tiene menos potencia y la textura queda más cremosa. En la batidora normal puede quedar más líquida.

Puedes hacerlos sin mandarina, quedan igual de buenos. También puedes sustituirlas por 30 g de mango.

Puedes sustituir los plátanos por 2 manzanas asadas o sin asar.

Donuts sin fruta

 6 donuts

 25 minutos

Ingredientes

300 g de calabaza asada

125 g de yogur griego natural

4 huevos medianos (200 g)

85 g de copos de avena sin gluten

1 cucharadita de levadura en polvo

30 g de chocolate negro >85% de cacao

½ cucharada de aceite de coco (5 g)

crema de almendras peladas, de anacardos o de otro fruto seco o semillas

frutos secos

Preparación

1. Para que no quede una textura blanda de donuts, quita un poco de agua a la calabaza asada, colócala sobre un trapo de cocina y estrújala bien para que salga toda el agua posible.

2. Después, en un bol, añade la calabaza, el yogur, los huevos, los copos de avena y tritúralo todo bien. Añádelo a los moldes. La textura debe quedar cremosa, no líquida.

3. Introdúcelos en el horno 20 minutos, siempre vigilando, hasta que estén un poco doraditos por arriba.

4. Una vez que haya terminado el horno, desmolda en frío.

5. Para la cobertura, derrite el chocolate y el aceite en el microondas durante 1 minuto y medio a 750 W. Hazlo en golpes de 30 segundos.

6. Pon los donuts sobre un plato y un papel de horno (para que no se peguen al plato al enfriar) y añade el chocolate líquido y el resto de la cobertura elegida. Introduce en la nevera media hora para que la cobertura se endurezca y ¡listo!

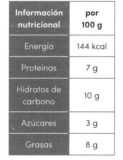 Sin cobertura de frutos secos.

Información nutricional	por 100 g
Energía	144 kcal
Proteínas	7 g
Hidratos de carbono	10 g
Azúcares	3 g
Grasas	8 g

Galletas de almendra sin harina

 10 galletitas

 25 minutos

Conservación:
3 o 4 días en un táper de vidrio cerrado en la nevera.

Información nutricional	por 100 g
Energía	592 kcal
Proteínas	13 g
Hidratos de carbono	8 g
Azúcares	1 g
Grasas	56 g

Ingredientes
200 g de almendra molida
1 huevo mediano (50 g)
80 g de mantequilla
canela de Ceilán al gusto
20 g de chocolate negro >85% de cacao
1 cucharada de aceite de coco o de oliva (9 g)

Preparación
1. Precalienta el horno arriba y abajo a 180 °C sin ventilación.
2. Derrite el chocolate y el aceite durante 1 minuto y medio en el microondas, en golpes de 30 segundos.
3. Mezcla todos los ingredientes.
4. Con las manos, haz bolitas y aplástalas un poco, para que queden planas como las galletas.
5. Colócalas encima de papel vegetal sobre una bandeja, y hornea unos 15-20 minutos.

....

Sustituye la almendra molida por semillas.

Sustituye el huevo por 1 cucharada de semillas de chía o semillas de lino molidas en 3 cucharadas de agua. Déjalo 30 minutos hasta que se quede con textura de gel.

Sustituye la almendra molida por otro fruto seco o unas semillas.

TIP
Para más dulzor, añade manzana asada o plátano.

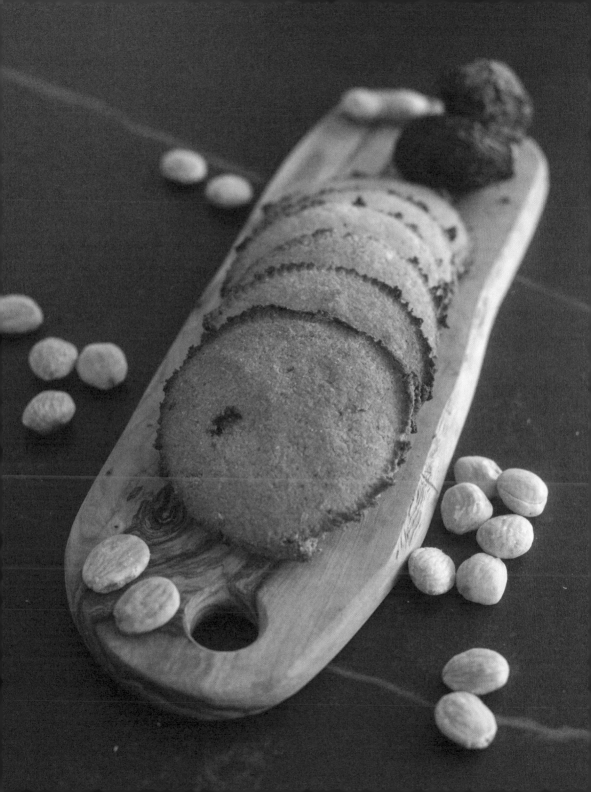

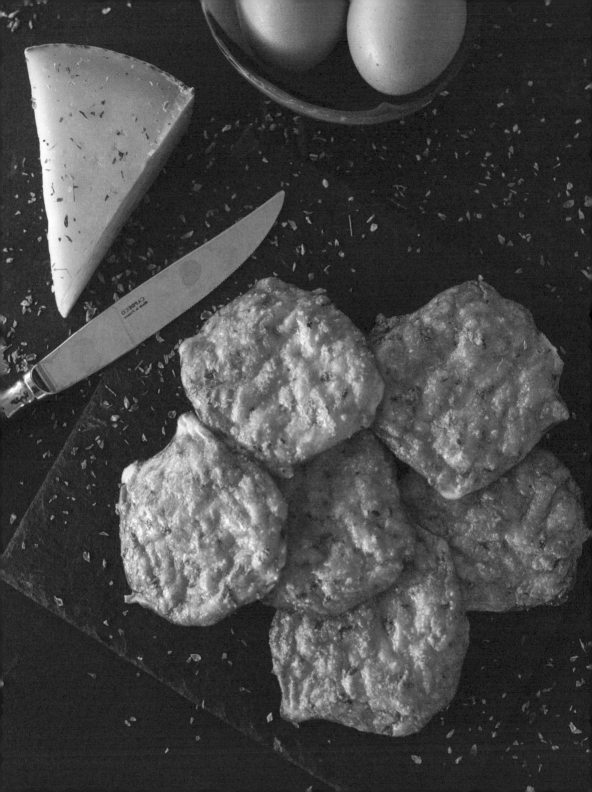

Tortas de queso

 4 tortas

 25 minutos

Ingredientes

2 claras de huevo pequeñas (56 g)
80 g de queso de cabra curado
cebolla o ajo en polvo y orégano (opcional)
una pizca de sal
aguacate aplastado, tomate cortado y cebolla en
  cuadraditos

Preparación

1. Precalienta el horno a 180 °C con calor arriba y abajo.
2. Monta las claras de huevo.
3. Ralla el queso de cabra y añádelo junto con la cebolla o el ajo en polvo y el orégano.
4. Sobre un papel de horno ve colocando la masa dándole forma redonda y aplastada.
5. Mételo en el horno unos 20 minutos.
6. Sirve con el aguacate aplastado, el tomate y la cebolla cortados en daditos.

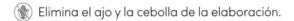

Elimina el ajo y la cebolla de la elaboración.

Información nutricional	por 100 g
Energía	293 kcal
Proteínas	21 g
Hidratos de carbono	0 g
Azúcares	0 g
Grasas	23 g

Galletas

 6 galletas grandes

 25 minutos

Ingredientes

4 dátiles (44 g)

100 g de almendra molida

100 g de harina de arroz integral

1 cucharada de aceite de oliva virgen extra (9 g)

una pizca de sal

Preparación

1. Precalienta el horno a 200 °C con calor arriba y abajo.
2. Remoja los dátiles en agua durante 10 minutos. Después retira el agua y tritura los dátiles (sin hueso).
3. Mezcla las harinas y poco a poco ve incorporando la pasta de dátil y el aceite. Amasa hasta conseguir una bola.
4. Extiende la masa con un rodillo y dales forma a las galletas; puedes ayudarte de un vaso.
5. Introdúcelas en el horno unos 15 minutos y no dejes de vigilar.

Información nutricional	por 100 g
Energía	471 kcal
Proteínas	11 g
Hidratos de carbono	45 g
Azúcares	12 g
Grasas	26 g

Las recetas de Blanca

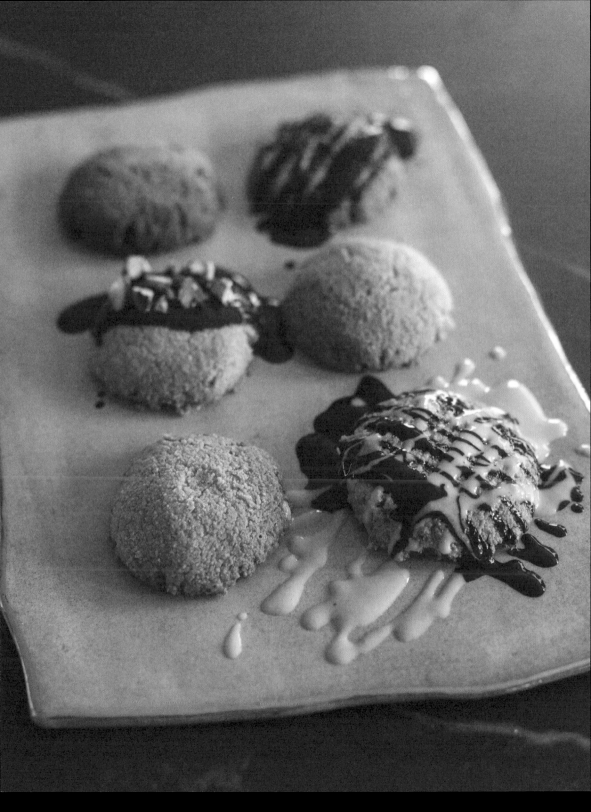

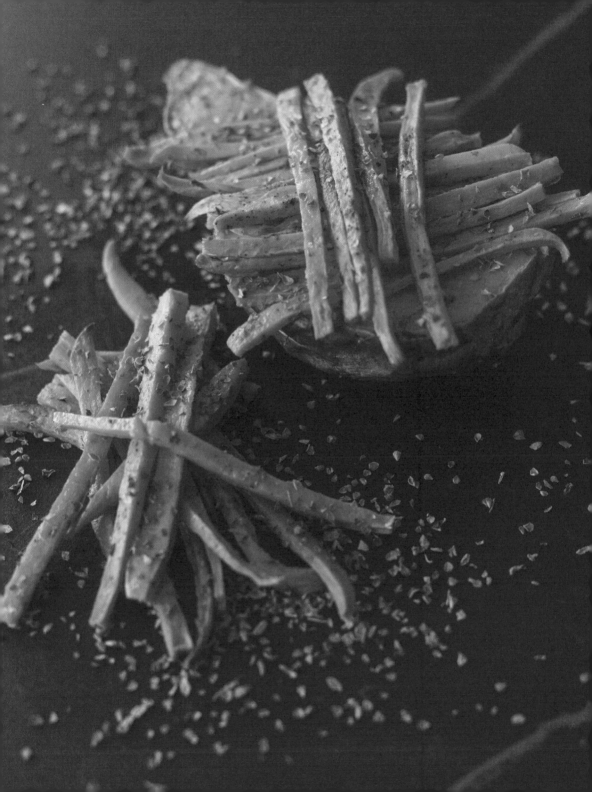

Sticks de boniato

2 personas

35 minutos

Ingredientes
1 boniato mediano (200 g)
hierbas provenzales al gusto
1 cucharadita de pimentón dulce
orégano
sal y pimienta
2 cucharadas de aceite de oliva virgen extra (18 g)

Preparación
1. Precalienta el horno a 220 °C con calor arriba y abajo.
2. Pela, lava y corta el boniato en tiras finas.
3. Échalo en un bol junto con las especias elegidas; en este caso, las hierbas provenzales, el pimentón dulce, aceite de oliva, sal, pimienta y orégano.
4. En una bandeja de rejilla coloca un papel de horno sobre el que irán las tiras de boniato. Es importante que las tiras no estén amontonadas.
5. Introdúcelo en el horno durante unos 25 minutos o hasta que queden un poco crujientes.

Información nutricional	por 100 g
Energía	181 kcal
Proteínas	1 g
Hidratos de carbono	21 g
Azúcares	10 g
Grasas	10 g

Leyenda

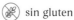 sin gluten

 sin lácteos

 sin azúcar

 baja en FODMAP

 sin edulcorantes

 keto o apta para
dieta cetogénica

 sin frutos secos

 vegan

 sin huevo

 veggie

Comidas y cenas

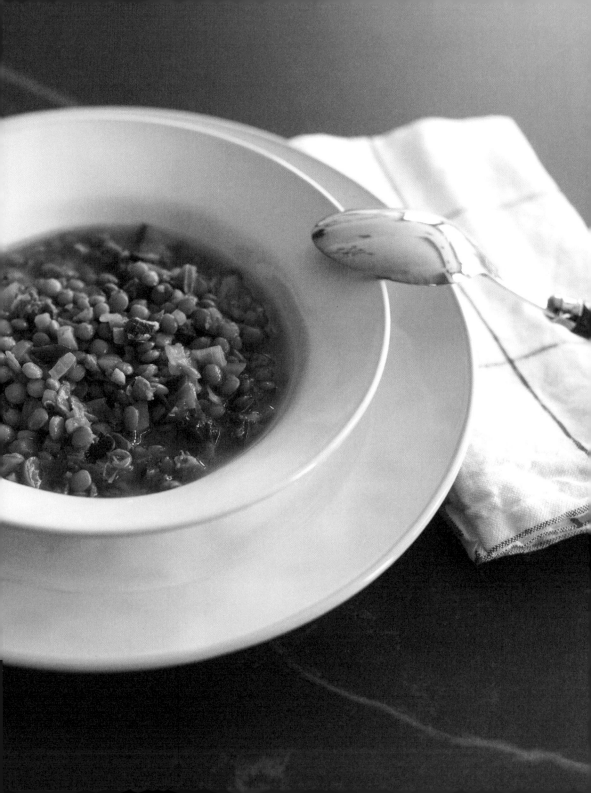

Lentejas

🍲 **3-4 raciones**

⏰ **2 horas aprox.**

Ingredientes

200 g de lentejas
½ pimiento verde (63 g)
4 dientes de ajo (16 g)
½ cebolla (40 g)
1 zanahoria mediana (90 g)
1 hoja de laurel
2 lonchas de jamón curado sin grasas (36 g)
un par de hebras de azafrán
1 cucharadita de pimentón dulce
sal
2 cucharadas de aceite de oliva virgen extra (18 g)

Preparación

1. La noche anterior deja las lentejas en un recipiente con agua fría y un toque de sal.
2. Al día siguiente cuela el agua de las lentejas.
3. Corta en cuadraditos el jamón y todas las verduras: ajo, cebolla, zanahoria, pimiento...
4. Pon a hervir una olla con un cuarto de agua de su capacidad.
5. Añade las lentejas, las verduras, el jamón, el azafrán, la sal y el laurel, y deja que cueza todo junto aproximadamente 1 hora y media a fuego medio.
6. Añade el pimentón cuando las lentejas estén cocidas, para que no se queme, y un buen chorreón de aceite de oliva virgen extra.
7. Deja que cueza hasta que espesen lo deseado (al gusto), más o menos media hora más.

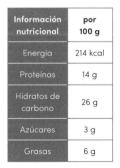

Información nutricional	por 100 g
Energía	214 kcal
Proteínas	14 g
Hidratos de carbono	26 g
Azúcares	3 g
Grasas	6 g

Una forma de reducir el contenido en FODMAP de las lentejas es utilizar lentejas en conserva, retirar el agua del bote y lavarlas antes de su consumo. Si se cocinaran de forma tradicional, el contenido en FODMAP de las verduras pasaría al agua de cocción que luego te tomas.

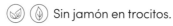 Sin jamón en trocitos.

TIPS

Lo que sobre se puede congelar en un táper de vidrio (no llenar bote hasta arriba).

Si quieres, puedes sofreír las verduras antes de añadirlas.

Si dejas las lentejas en remojo con agua fría y un toque de sal la noche anterior, salen mucho más ricas y digeribles. Te sentarán mejor.

Una ración de lentejas cocidas por persona suele ser de unos 180 g o un plato sopero.

Para que las lentejas no se abran a mitad de cocción, tienes que meterlas en la olla con el agua en frío.

No hay por qué añadir arroz o cereales para completar la proteína; con haber tomado, por ejemplo, una rebanada de pan integral o unos frutos secos a lo largo del día ya estaría completa.

Para asimilar mejor el hierro de las lentejas se pueden tomar acompañadas de una fuente de vitamina C, como puede ser un chorrito de limón, un tomate natural de acompañamiento, una fruta (naranja, kiwi, fresas, etc.).

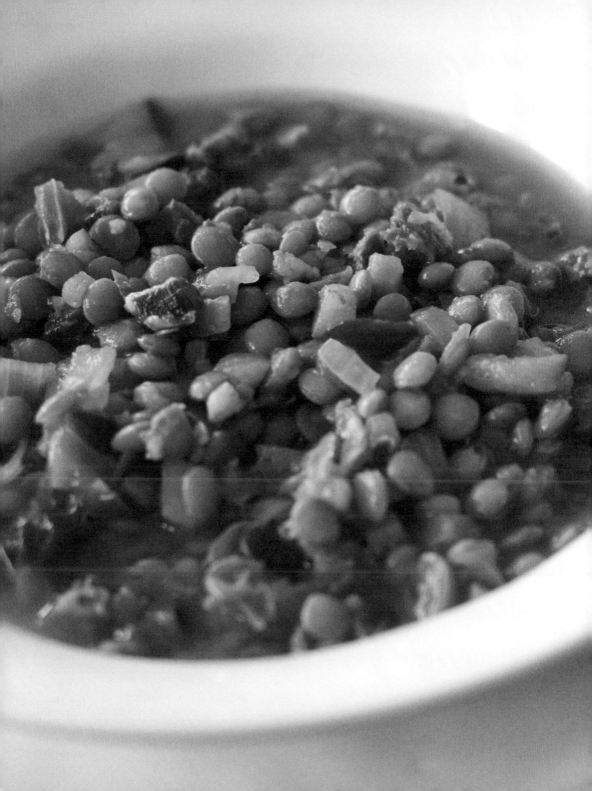

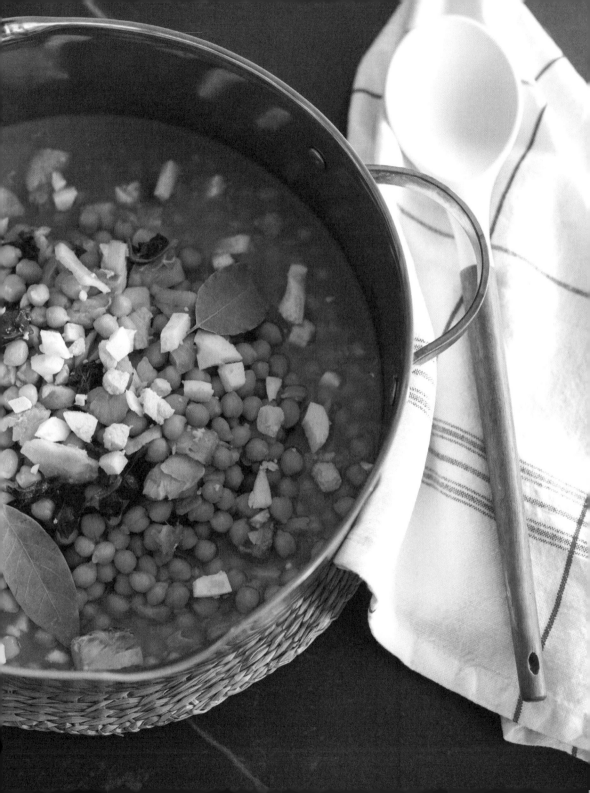

Garbanzos con espinacas

🍲 **4 raciones**

🕐 **2 horas aprox.**

Ingredientes

300 g de bacalao salado
250 g de garbanzos
300 g de almejas
300 g de espinacas
50 g de aceite de oliva virgen extra
2 hojas de laurel
½ cebolla (40 g)
5 dientes de ajo (20 g)
1 cucharadita de pimentón dulce
sal
3 huevos cocidos (150 g)

Preparación

1. Dos días antes, pon el bacalao en un recipiente con agua (totalmente cubierto y con la piel hacia arriba) y cambia el agua hasta 3 veces en total.
2. Pon en remojo los garbanzos en agua fría con un poco de sal el día anterior.
3. Al día siguiente se escurren los garbanzos y se lavan con agua corriente del grifo.
4. En una olla cubre los garbanzos con agua y el laurel. Deja que hierva a fuego medio durante 1 hora y media. En un recipiente aparte pon en remojo las almejas en agua con sal para que vayan lavándose; déjalas reposar 1 hora y media y ve cambiándoles el agua cada cierto tiempo.
5. Después, en una olla con agua fría, añade las almejas y ponlas a fuego medio-alto, hasta que se abran. Por otro lado, en una sartén añade el aceite y la cebolla picada en trocitos

Información nutricional	por 100 g
Energía	159 kcal
Proteínas	14 g
Hidratos de carbono	9 g
Azúcares	2 g
Grasas	6 g

pequeños, deja que se sofría durante unos minutos, hasta que se dore. Incorpora los ajos cortados en cuadraditos pequeños y cuando esté todo doradito, retíralo del fuego y añade el pimentón. Mézclalo todo.

6. Incorpora a la olla con los garbanzos el bacalao, las almejas hervidas y el agua de su cocción, y deja que hierva 1 hora a fuego medio. Es importante que no añadas agua, pues puede quedar muy líquido.

7. Añade las espinacas a la olla cuando faltan 15 minutos para terminar la cocción.

8. Sirve con los huevos cocidos encima de los garbanzos.

....

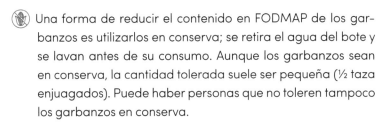 Una forma de reducir el contenido en FODMAP de los garbanzos es utilizarlos en conserva; se retira el agua del bote y se lavan antes de su consumo. Aunque los garbanzos sean en conserva, la cantidad tolerada suele ser pequeña (½ taza enjuagados). Puede haber personas que no toleren tampoco los garbanzos en conserva.

TIPS

Hay que dejar los garbanzos en remojo con agua templada y un poquito de sal para que se ablanden.

A excepción de otras legumbres, hay que añadirlos a la olla con el agua ya hirviendo, no fría.

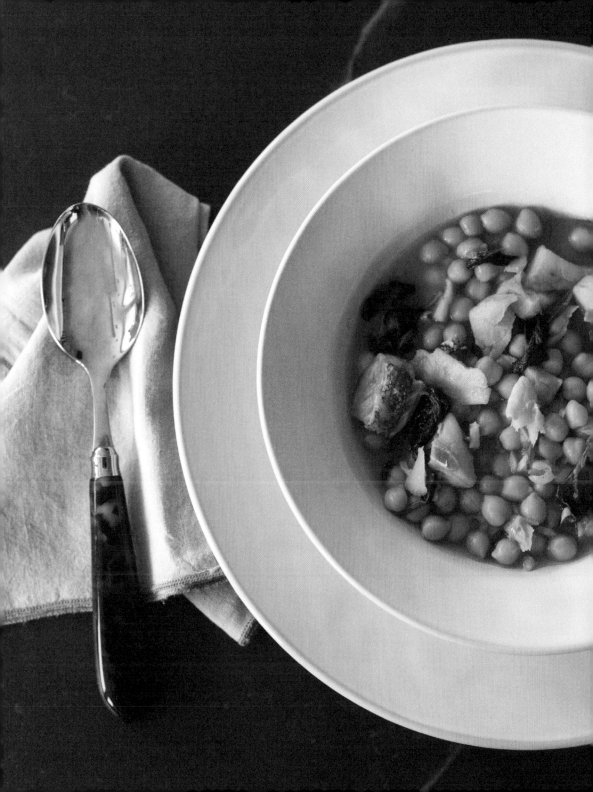

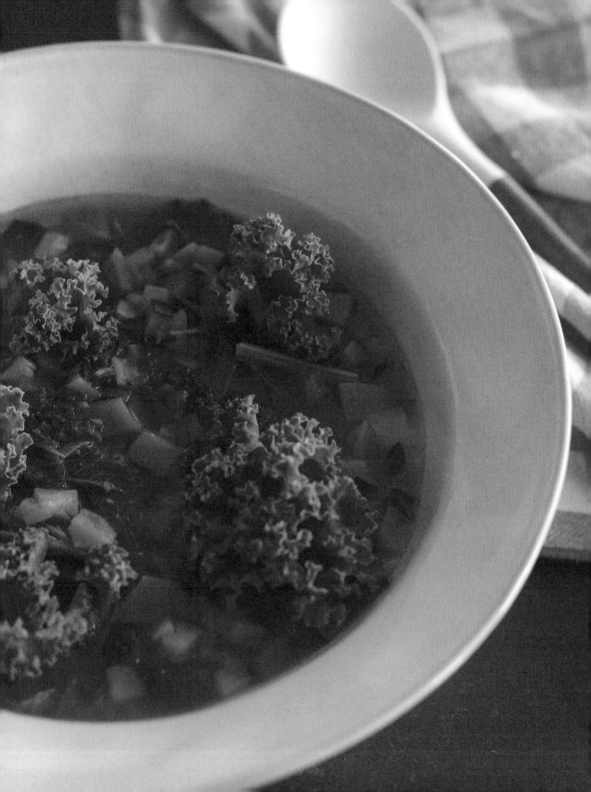

Sopa de verduras

🍲 **4 raciones**

⏱ **55 minutos**

Ingredientes

2 dientes de ajo (8 g)
2 puerros medianos (300 g)
3 zanahorias medianas (270 g)
40 g de judías verdes
1 calabacín mediano (320 g)
1 hoja de laurel
2 tomates medianos (280 g)
200 g de col rizada
sal
2 cucharadas de aceite de oliva virgen extra (18 g)

Preparación

1. Trocea los puerros y lamina los ajos.
2. Pela las zanahorias, quita las puntas de las judías y pártelas en trocitos. Lava el calabacín y trocéalo en dados; haz lo mismo con el tomate.
3. Pon una olla a fuego medio y añade un chorrito de aceite de oliva virgen extra, rehoga los ajos hasta que se doren y retíralos; después añade a la olla los puerros y deja que se pochen. Cuando empiecen a ablandarse, puedes añadir las zanahorias, las judías y el calabacín, y mezcla todo junto para que se dore. Después, añade el tomate y cocina un par de minutos más.
4. Cubre las verduras con 2 litros de agua y añade la col y la hoja de laurel. Deja la olla a fuego medio, con tapa, durante aproximadamente 35-40 minutos, y no dejes de vigilar.

....

🍴 Usar solo las verduras que te sienten bien y ajo infusionado en aceite (en vez de dientes de ajo) para darle sabor.

Información nutricional	por 100 g
Energía	42 kcal
Proteínas	2 g
Hidratos de carbono	4 g
Azúcares	3 g
Grasas	2 g

Caldo de huesos

8 raciones

24 horas

Ingredientes

150 g de hueso de caña y rodilla de ternera

87 g de hueso de jamón

125 g de espinazo salado de cerdo (saladillo)

100 g de alitas de pollo

½ pollo, pechuga y muslo (720 g)

100 g de carcasa de pollo

2 puerros medianos (300 g)

1 zanahoria mediana (90 g)

2 cucharadas de vinagre de manzana sin filtrar

especias al gusto (1 hoja de laurel, ½ cucharadita de
jengibre en polvo, ½ cucharadita de cúrcuma,
una pizca de cardamomo...)

Preparación

1. Pon todos los ingredientes en una olla de unos 8 litros aproximadamente, y cúbrelos con agua. Deja que se cocinen a fuego lento (de 9 intensidades, al 2 o 3) durante 24 horas o más.
2. Por la noche apaga el fuego y vuelve a encenderlo por la mañana. También se puede hacer en una olla de cocción lenta.

Información nutricional	por 100 g
Energía	1 kcal
Proteínas	0 g
Hidratos de carbono	0,5 g
Azúcares	0,5 g
Grasas	0 g

 Sustituye los puerros y las zanahorias por verduras bajas en FODMAP como apio o calabaza.

Las recetas de Blanca

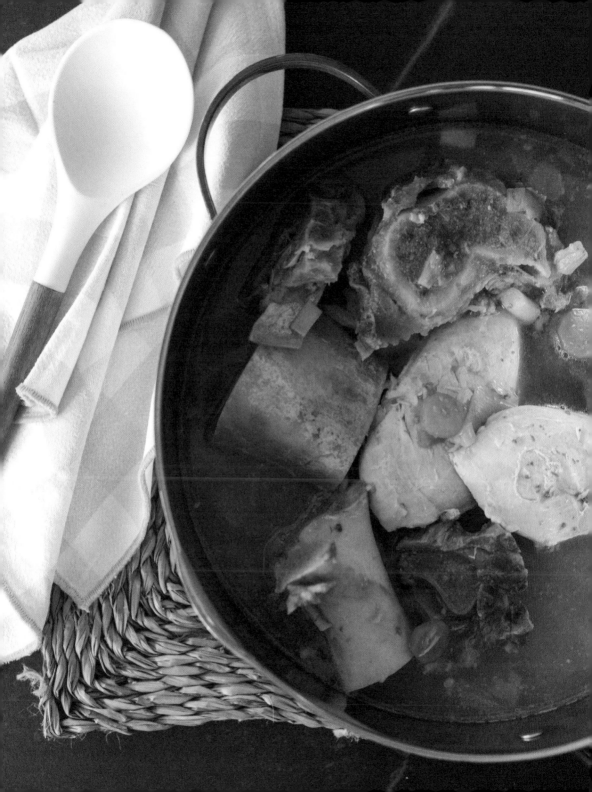

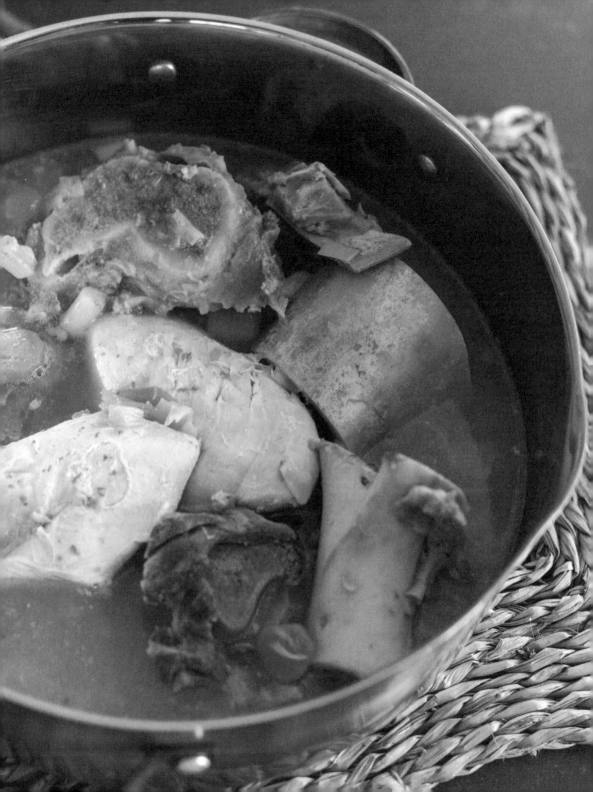

Es preferible una cocción lenta de 24-48 horas, porque así se extraen los minerales y vitaminas de los huesos poco a poco. Cocinarlo con la olla exprés no tiene los mismos beneficios.

Recomiendo dejar primero unas 6-7 horas solo los huesos más el vinagre y el agua, para añadir el resto de las verduras más adelante.

El vinagre ayuda a extraer mejor los minerales de los huesos del caldo.

BENEFICIOS

- Aporta grasas de buena calidad, necesarias para nuestro cerebro y nuestra microbiota, y da energía.
- Es una buena fuente de minerales y de aminoácidos, y, por tanto, favorece la elasticidad y firmeza de la piel, por ejemplo.
- Aporta colágeno y glutamina, ayuda a calmar y sellar el revestimiento del intestino.
- Ayuda a bajar la inflamación en casos de artritis, por ejemplo, porque aporta condroitina y glucosamina procedentes del cartílago.
- Ayuda a controlar el apetito por su gran poder saciante.

Judías verdes con pimentón y garbanzos

2 personas

40 minutos

Ingredientes

200 g de judías verdes
1 cebolla mediana (140 g)
1 cucharada de pimentón dulce al gusto
180 g de garbanzos en conserva (opcional)
2 cucharadas de aceite de oliva virgen extra (18 g)
sal

Preparación

1. Prepara una olla con agua y ponla a hervir. Una vez que hierva el agua, añade las judías verdes. El tiempo de cocción dependerá de la consistencia que queramos darle, aproximadamente 20 minutos.

2. Mientras tanto, en una olla, a fuego medio-bajo, añade un chorrito de aceite de oliva y la cebolla cortada en cuadraditos. Deja que vaya pochándose; para ello, pon la tapa en la olla. Esto suele tardar unos 10-15 minutos.

3. Cuando estén listas las judías, cuela el agua y añádelas a la olla con la cebolla pochada. Remueve todo junto, a fuego medio, un par de minutos para que se integren los sabores.

4. Ahora agrega el pimentón, remueve de nuevo y, después, añade los garbanzos y vuelve a rehogarlo todo junto hasta que se dore, unos 3-4 minutos más.

....

 Se pueden sustituir los garbanzos por lentejas en conserva o por patata cocida.

Información nutricional	por 100 g
Energía	87 kcal
Proteínas	3 g
Hidratos de carbono	7 g
Azúcares	3 g
Grasas	4 g

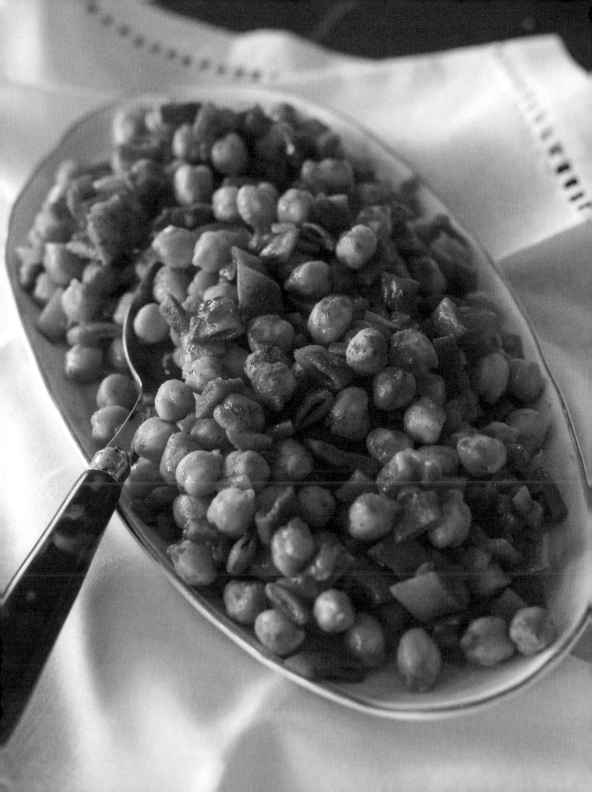

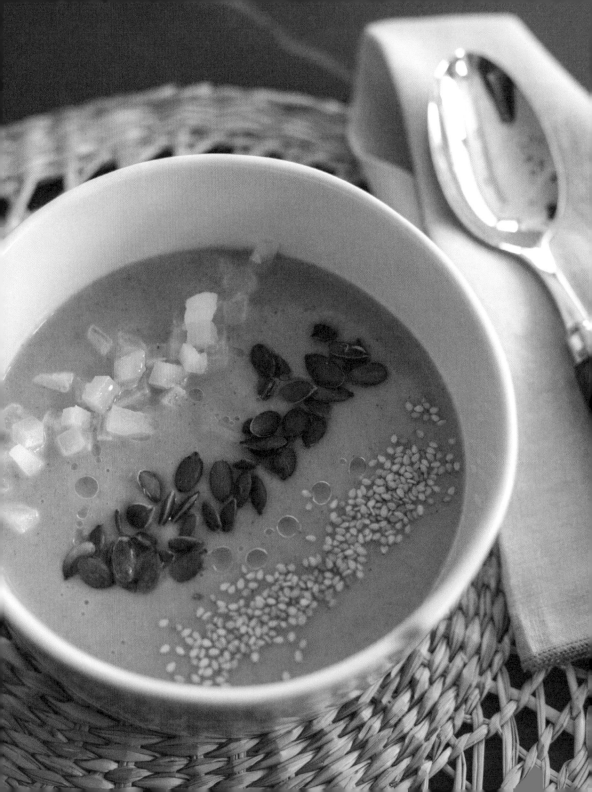

Crema de calabacín y brócoli

 4 raciones

 20 minutos

Ingredientes
2 calabacines (320 g)
2 puerros medianos (300 g)
50 g de brócoli
1 cucharadita de jengibre en polvo
pimienta negra al gusto
2 cucharadas de aceite de oliva virgen extra (18 g)
sal al gusto
queso curado en trozos, aceitunas negras o huevo
    duro picado, para acompañar

Preparación
1. Pon a hervir agua en una olla con una cuarte parte de agua.
2. Añade las verduras y deja que el agua vuelva a hervir; entonces, añade el chorreón de aceite de oliva virgen extra. Te darás cuenta de que están listas cuando queden blanditas. Si quieres, tapa la olla; de esta manera se harán más rápido.
3. Cuando la verdura esté blandita (unos 10-12 minutos de cocción), añade la pimienta negra y el jengibre en polvo.
4. Tritura con una batidora de mano y listo.

. . . .

 Utilizar verduras aptas para este tipo de dieta o las que te sienten bien según la fase en que te encuentres.

TIP

Para congelar cremas, te recomiendo utilizar táperes de vidrio porque aguantan temperaturas extremas, no se deforman ni estropean con el uso detergentes, impiden los malos olores y son reciclables.

Información nutricional	por 100 g
Energía	57 kcal
Proteínas	2 g
Hidratos de carbono	3 g
Azúcares	2 g
Grasas	4 g

Guisantes con cebolla y jamón

  2 personas

  15-20 minutos

Ingredientes
1 ½ puerros medianos (225 g)
350 g de guisantes
2 zanahorias pequeñas (90 g)
100 g de jamón curado, sin grasa

Preparación
1. Rehogar los puerros, las zanahorias y el jamón.
2. Añadir los guisantes y rehogar unos 5 minutos más todo junto.

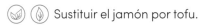 Sustituir el jamón por tofu.

TIP
Los guisantes los compro ya cocidos, pero se pueden comprar congelados y cocerlos tú mismo.

Información nutricional	por 100 g
Energía	92 kcal
Proteínas	8 g
Hidratos de carbono	6 g
Azúcares	3 g
Grasas	3 g

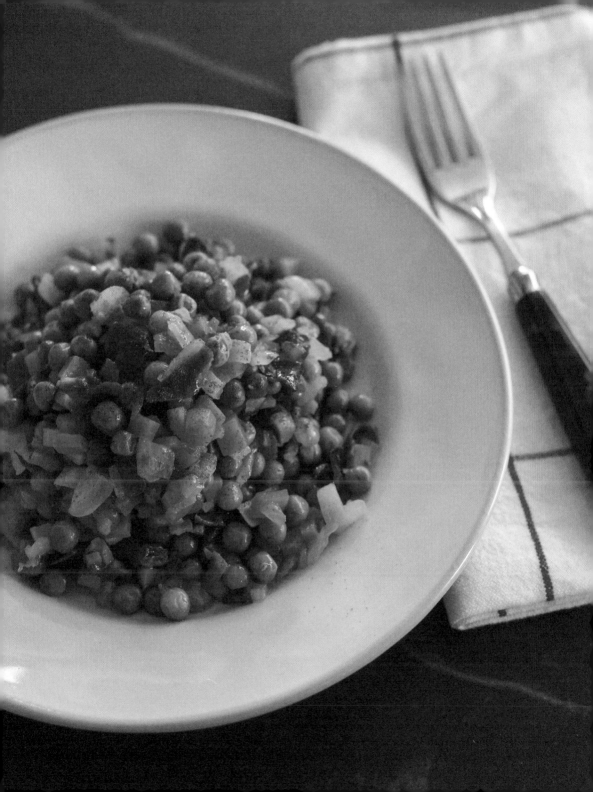

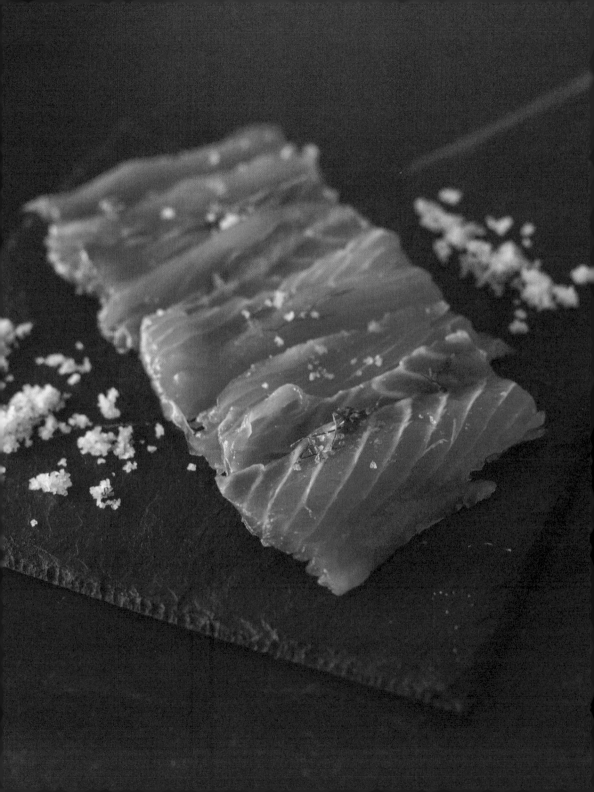

Salmón marinado

 10-12 raciones

 5 minutos

No apto para
embarazadas
(pescado crudo)

Ingredientes

1 kg de lomo de salmón salvaje (con piel, pero sin la
    espina central)
1 kg de sal
eneldo
ralladura de limón

Preparación

1. Congela el salmón al menos 5 días antes de la preparación
   del marinado.
2. Primero revisa si queda alguna espina en el salmón y si es
   así, retírala.
3. En un bol mezcla la sal con el eneldo.
4. En un recipiente un poco más grande que el tamaño del salmón, añade una capa entera de la mezcla de sal y eneldo,
   coloca encima el salmón y cubre por completo con el resto
   de la mezcla. Ralla por toda la superficie la piel de un limón.
5. Tapa el recipiente con film transparente y coloca un peso encima, por ejemplo, un cartón de leche, y guarda el pescado
   en la nevera durante 24 horas como mínimo, según el grosor
   del salmón.
6. Verás que al cabo de ese tiempo la fuente se ha llenado de
   agua; se debe a la deshidratación del pescado gracias a la
   sal. Solo hay que lavar el salmón con un poco de agua, para
   retirar bien la sal, y secarlo con papel de cocina.

Conservación: En la nevera en un táper de vidrio cerrado y
con el salmón cubierto totalmente por aceite de oliva virgen
extra.

Información nutricional	por 100 g
Energía	175 kcal
Proteínas	20 g
Hidratos de carbono	0 g
Azúcares	0 g
Grasas	11 g

CÓMO HACER UNA DESCONGELACIÓN ADECUADA

- Lo ideal es congelar los alimentos por debajo de -18 °C. Es preciso utilizar buenos equipos de congelación: cuanto más rápido congelen, mejor calidad tendrá el producto y más propiedades conservará.

- Es preciso dejar enfriar siempre los alimentos antes de congelarlos. Y nunca se debe volver a congelar un alimento que ha sido congelado si no se ha cocinado previamente.

- Hay que envasar correctamente los alimentos que se vayan a congelar para que no estén en contacto con el aire del congelador; así evitaremos las quemaduras de congelación. Recomiendo utilizar botes o táperes de vidrio (siempre con tapa) o bolsas de silicona platino reutilizables. Si vas a congelar líquidos y empleas botes de vidrio, no los llenes hasta arriba y evitarás que se rompan; llena ¾ de su capacidad aproximadamente.

- Lo ideal es que la descongelación se lleve a cabo dentro de la nevera; para ello saca el alimento entre 1 y 2 días antes, del congelador a la nevera, para que se vaya descongelando poco a poco, a temperatura de refrigeración. Una descongelación gradual asegura calidad, frescura y color adecuados.

- Lo que nunca se debe hacer es descongelar el alimento a temperatura ambiente, porque aumenta el riesgo de contaminación microbiana.

- Si descongelas carne o pescado, durante la descongelación retira con regularidad el agua que sueltan o descongela en un recipiente con rejilla. El tiempo de descongelación lo indicará la textura suave de la carne al tocarla.

- Si el alimento está ya cocinado, no lo congeles 4 o 5 días después, hazlo en el momento, el primer día; así no perderá nutrientes.

- Si congelas adecuadamente un plato, conservará todos sus nutrientes, pero una vez descongelado, tendrás que consumirlo lo antes posible para que no se pierdan los minerales y vitaminas tras los días de descongelación.

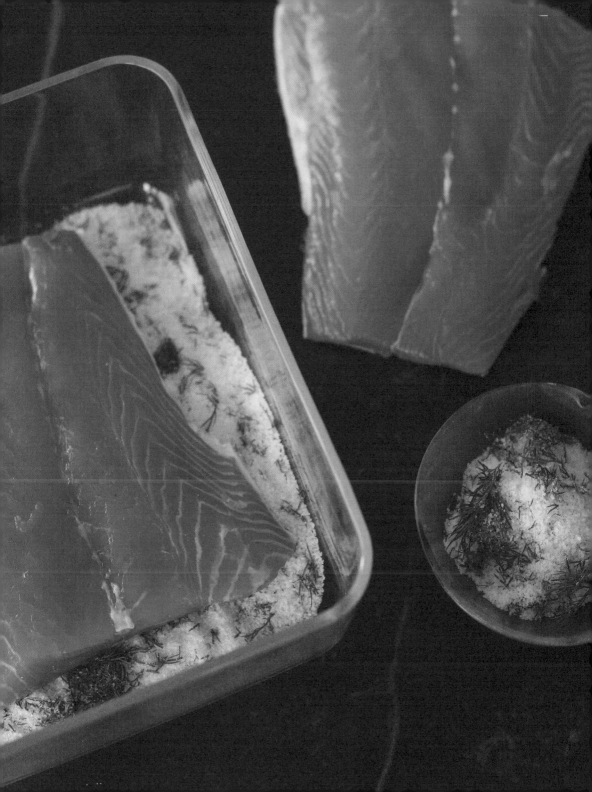

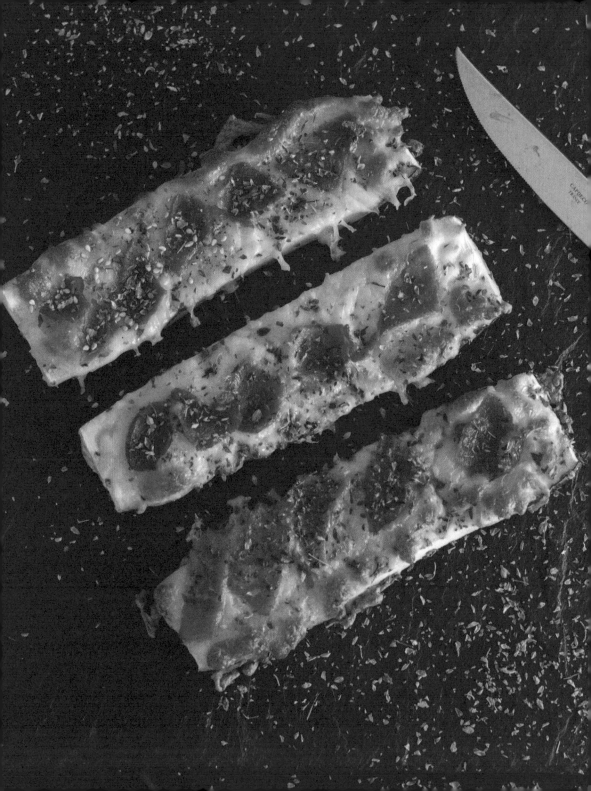

Pizza con base de calabacín

 1 persona

 20 minutos

Ingredientes

1 calabacín mediano (o berenjena) (320 g)
30 g de queso mozzarella
80 g de lacón ibérico (o atún, pavo, huevo, tofu,
    queso vegano...)
orégano

Preparación

1. Precalienta el horno a 200 °C con calor arriba y abajo.
2. Corta el calabacín en láminas y añade encima los ingredientes elegidos (puede ser también tomate, cebolla...; lo que se te ocurra).
3. Introdúcelo en el horno unos 10 minutos o hasta que veas que queda un poco doradito.

....

 No usar la mozzarella.

  Sin lacón ibérico, atún...

Información nutricional	por 100 g
Energía	57 kcal
Proteínas	7 g
Hidratos de carbono	2 g
Azúcares	1 g
Grasas	2 g

Pasta konjac a la carbonara

2 raciones

20 minutos

Ingredientes

400 g de pasta de konjac

100 g de champiñones

80 g de lacón ibérico

20 g de bebida de coco

Preparación

1. Escurre la pasta: coloca los fideos en un colador grande y lávalos bien con agua corriente.

2. Ponlos en una olla con agua hirviendo y cocínalos durante 2-3 minutos. Este paso se hace para eliminar el olor.

3. Escurre los fideos y échalos en una sartén caliente sin grasa ni líquidos. Fríelos a fuego medio-alto durante unos 10 minutos. Habrá una gran cantidad de vapor, lo que permitirá eliminar tanta agua como sea posible. En este punto, ten cuidado de no secarlos demasiado para que no reduzcan su tamaño.

4. Mientras, corta el lacón en trocitos y ponlo en una sartén hasta que se dore. Saltea los champiñones en otra sartén.

5. Añade la bebida de coco a los champiñones salteados y remueve unos 6 minutos para que se evapore un poco el agua. Agrega sal.

6. Incorpora el lacón y la salsa de coco y champiñón a la pasta y rehógalo todo junto 2-3 minutos hasta que el sabor se integre bien.

....

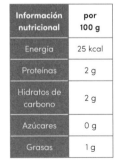 No usar el lacón ibérico.

Información nutricional	por 100 g
Energía	25 kcal
Proteínas	2 g
Hidratos de carbono	2 g
Azúcares	0 g
Grasas	1 g

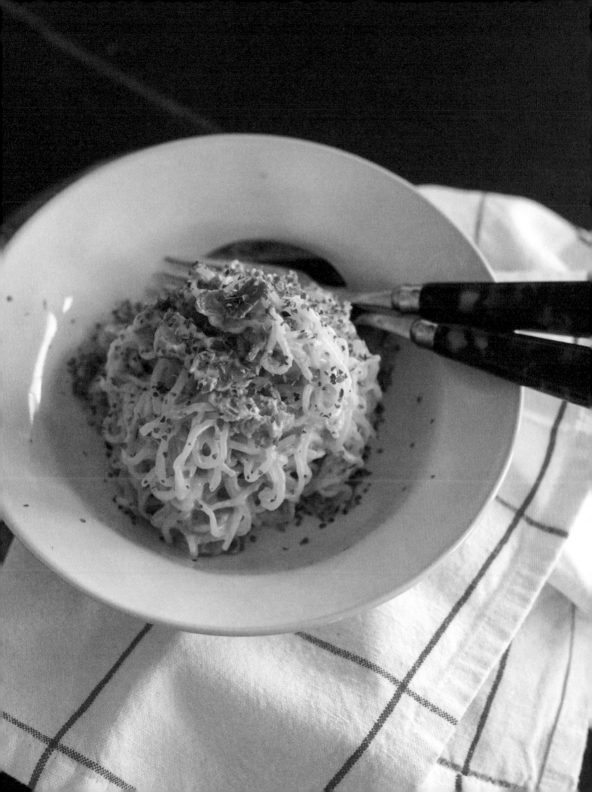

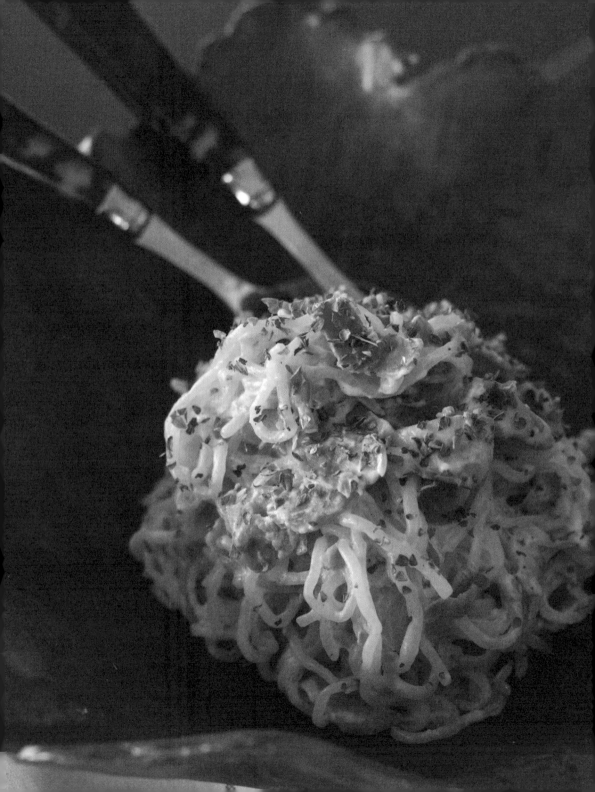

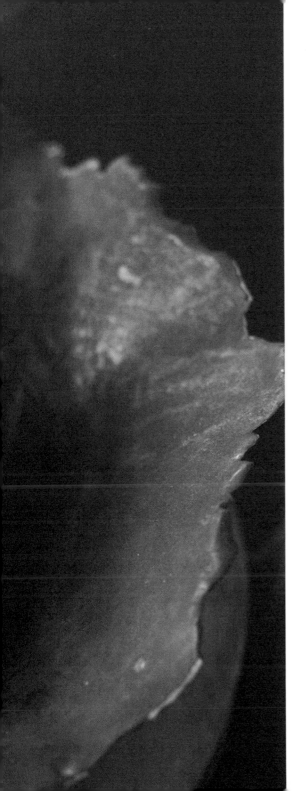

La pasta de konjac

- Consiste en un 95% de agua y un 5% de fibra.
- No tiene carbohidratos, proteínas ni grasas, no aporta ningún nutriente, pues es agua en su mayoría.
- Al llegar al estómago se hincha, tienes la sensación de haber ingerido mayor cantidad y, por tanto, sacia el apetito.
- No tiene ningún sabor, adquirirá el de los ingredientes con los que la mezcles.
- Yo recomiendo añadirle siempre una parte de proteína, en este caso ha sido el lacón, y una parte de verduras, como las setas o los espárragos, brócoli... ¡Hay muchas combinaciones que quedan bien!
- Es una opción si llevas una alimentación baja en hidratos, pero consúmela sin abusar, máximo 1 ración a la semana. Además, un consumo abundante podría causar hinchazón, malestar intestinal, etc.

Coliflor gratinada con bechamel de calabacín

 2 raciones

🕐 **1 hora**

Ingredientes
¼ de cebolla (20 g)
3 cucharadas de aceite de oliva virgen extra (27 g)
2 calabacines medianos (640 g)
120 g de bebida vegetal de almendra
pimienta, nuez moscada y sal
1 coliflor mediana (1 kg)
20 g de queso mozzarella para fundir

Preparación
1. En un cazo con un chorrito de aceite, a fuego medio, rehoga la cebolla picada. Tapa el cazo para que la cebolla vaya pochándose unos 10 minutos. Añade el calabacín pelado y cortado en cuadraditos y déjalo cocer otros 10 minutos a fuego medio.
2. Añade la bebida vegetal, y la sal, la pimienta y la nuez moscada al gusto. Tapa de nuevo el cazo y cocina otros 10-15 minutos a fuego medio. Pasado este tiempo, retira del fuego y tritura todo. Rectifica de sal y especias, y guarda la salsa.
3. Lava la coliflor y sepárala en ramilletes, deshecha las hojas verdes. Lleva la mitad de una olla con agua y sal a hervir y cuando entre en ebullición añade la coliflor. Deja que se cocine a fuego medio durante 15 minutos aproximadamente, dependiendo de la textura deseada.
4. Coloca la coliflor en una bandeja para horno y esparce la salsa bechamel por encima, pimienta al gusto y el queso para fundir. Introdúcela en el horno unos 10 minutos, hasta que se gratine.

....

🥛 Elimina el queso mozzarella.

Información nutricional	por 100 g
Energía	41 kcal
Proteínas	2 g
Hidratos de carbono	2 g
Azúcares	2 g
Grasas	2 g

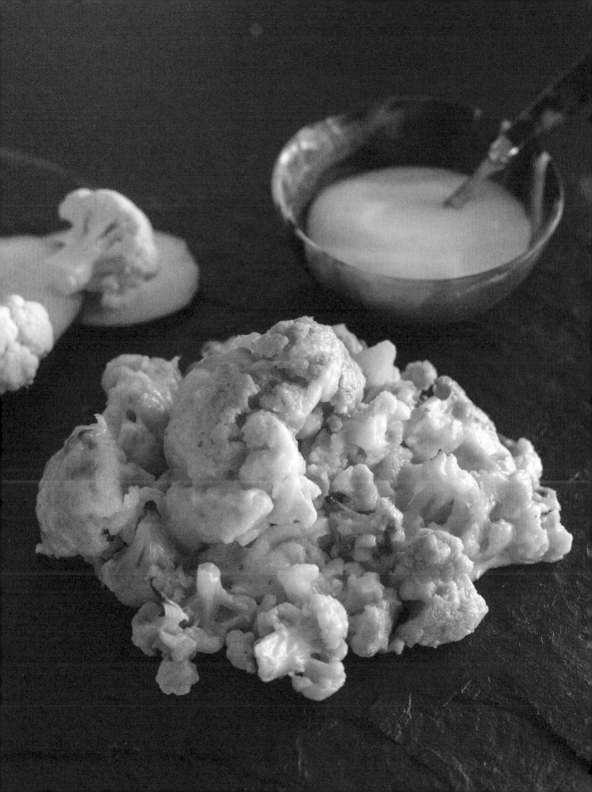

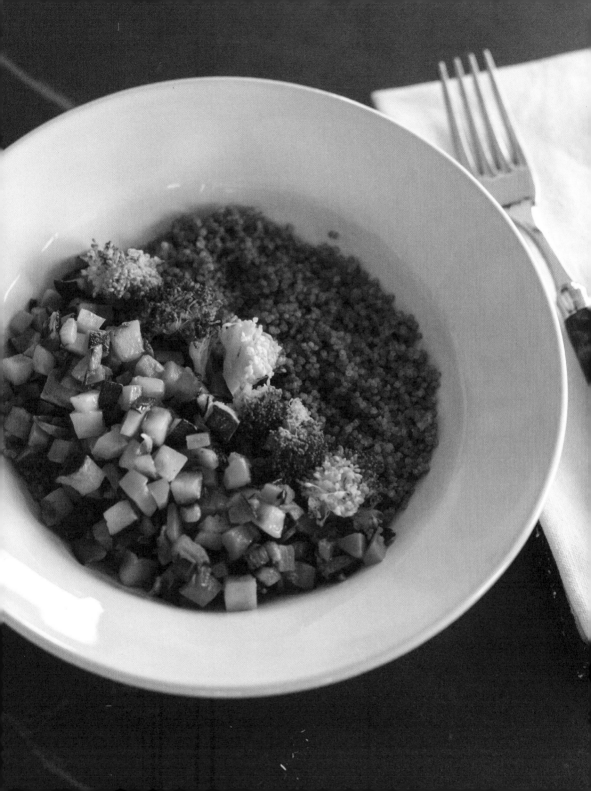

Quinoa con verduras

🥣 **1 ración**

🕐 **40 minutos**

Ingredientes

200 g de quinoa

2 vasos de agua (400 g)

150 g de brócoli

3 zanahorias pequeñas (135 g)

2 calabacines medianos (640 g)

1 cucharada de aceite de oliva virgen extra (9 g)

sal

Preparación

1. Lava la quinoa en un colador bajo el grifo.
2. En una olla pon el agua y, cuando entre en ebullición, añade la quinoa; entonces bájalo a fuego medio-bajo (al 5 de 9 intensidades) y deja que cueza durante unos 20 minutos.
3. Mientras tanto, lava y corta en rodajitas las zanahorias y en cuadraditos los calabacines. Corta el brócoli en pequeños ramilletes.
4. En una olla saltea todas las verduras con un chorrito de aceite de oliva virgen extra durante 15 minutos a fuego medio, con la tapa puesta para que vayan pochándose, y removiendo con frecuencia.
5. Mezcla la quinoa con las verduras.

....

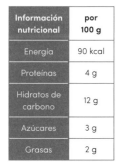 Añadir menor cantidad de brócoli o bien cambiarlo por otra verdura apta para este tipo de dieta.

Información nutricional	por 100 g
Energía	90 kcal
Proteínas	4 g
Hidratos de carbono	12 g
Azúcares	3 g
Grasas	2 g

Rollitos de berenjena

 2 personas

 35 minutos

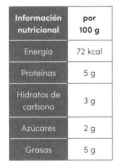

Ingredientes

1 berenjena mediana (360 g)

150 g de filetes de pechuga de pollo

1 aguacate mediano (190 g)

½ cebolla (40 g)

mozzarella rallada

350 g de salsa de tomate (véase p. 230)

aceite de oliva virgen extra

hielo

albahaca

sal y pimienta

Preparación

1. Corta las berenjenas en láminas finas con un cuchillo o una mandolina. Ponlas en un recipiente con agua, un poquito de sal y hielo durante 5-10 minutos. Después, cuela el agua y sécalas con un papel de cocina.

2. Añade un chorrito de aceite de oliva a una sartén con las berenjenas laminadas (no amontonadas), para que se ablanden y que sea posible hacer los rollitos.

3. Haz los filetes de pollo a la plancha y trocéalos. Añádelos a un bol con el aguacate aplastado con un tenedor y la cebolla picada.

4. Ahora haz los rollitos de berenjena poniendo una o dos cucharadas del relleno en el centro de la lámina de berenjena y enróllalos.

5. En una fuente para horno sobre una cama de salsa de tomate, pon los rollitos de berenjena y añade por encima la mozzarella rallada, albahaca y pimienta negra.

Información nutricional	por 100 g
Energía	72 kcal
Proteínas	5 g
Hidratos de carbono	3 g
Azúcares	2 g
Grasas	5 g

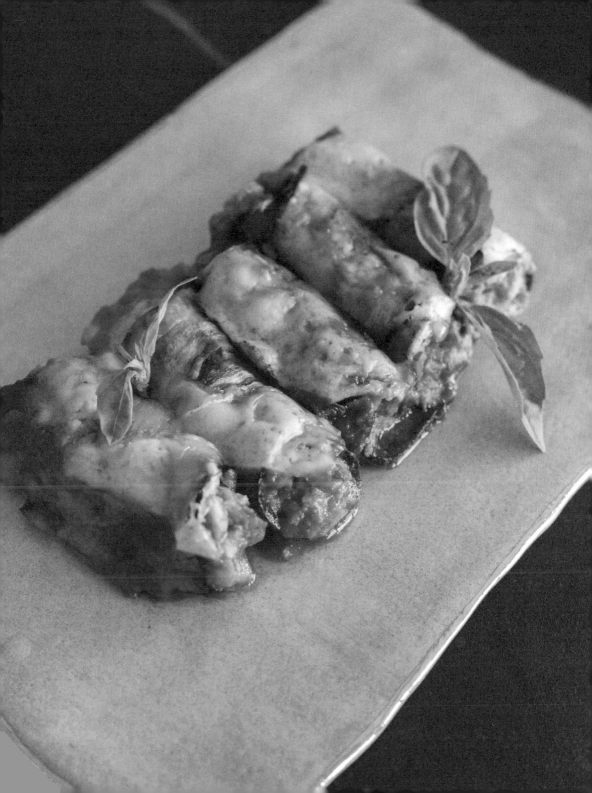

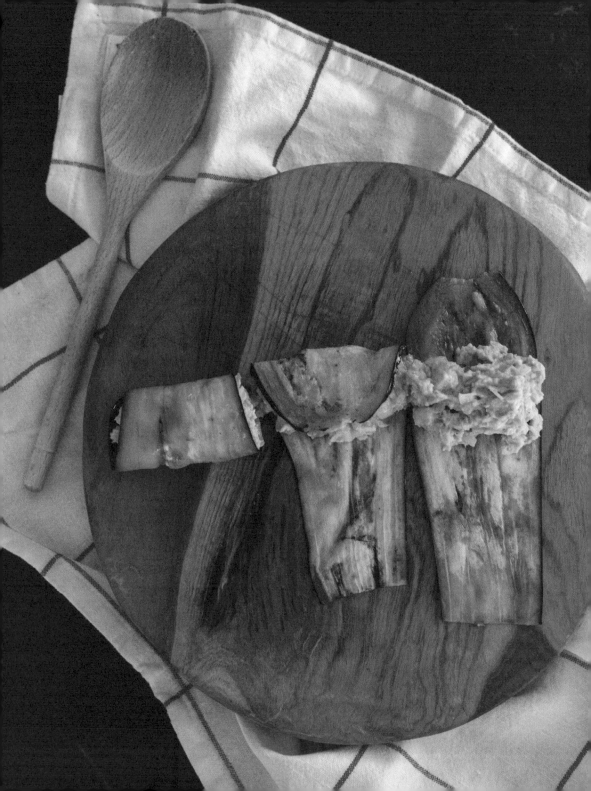

6. Introdúcelo en el horno previamente calentado a 200 °C, con calor arriba y abajo, durante unos 15 minutos, y no dejes de vigilar.

....

Sin mozzarella.

Sustituye el pollo por lentejas o garbanzos.

Sustituye el pollo por lentejas o garbanzos y la mozzarella por queso vegano o por levadura nutricional.

Sustituir la berenjena por láminas de calabacín y el relleno por otras verduras toleradas.

Alcachofas al horno

👤 **2 personas**

⏱ **25 minutos**

Ingredientes

5 corazones de alcachofas (250 g)

sal gorda al gusto

2 cucharadas de aceite de oliva virgen extra (18 g)

Preparación

1. Precalienta el horno a 180 °C con calor arriba y abajo.
2. Pon agua a hervir y mete los corazones de alcachofa 3-4 minutos para que se ablanden.
3. Una vez hervidas, abre la flor con las manos (hazlo en caliente).
4. Sobre una fuente pon papel de hornear y coloca las alcachofas añadiendo por encima el aceite y la sal.
5. Mételas al horno durante unos 10-15 minutos aproximadamente y listo.

Información nutricional	por 100 g
Energía	136 kcal
Proteínas	3 g
Hidratos de carbono	2 g
Azúcares	2 g
Grasas	11 g

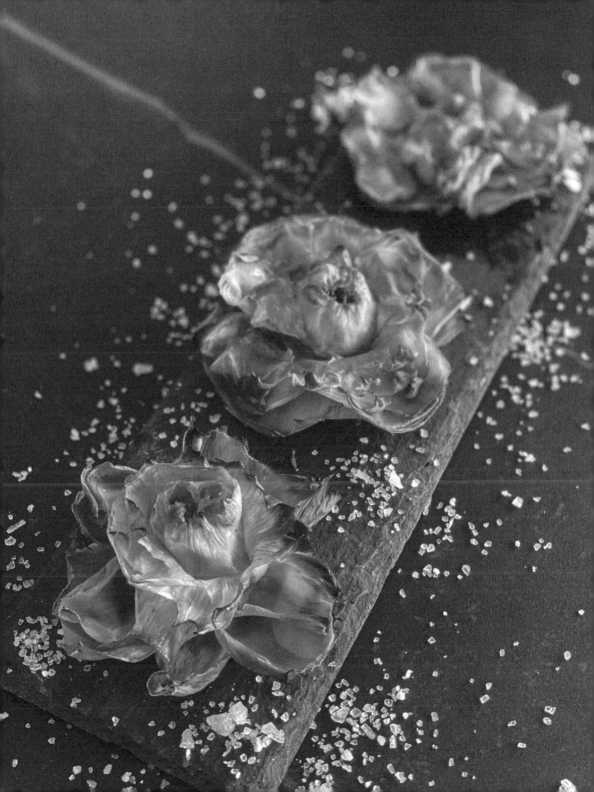

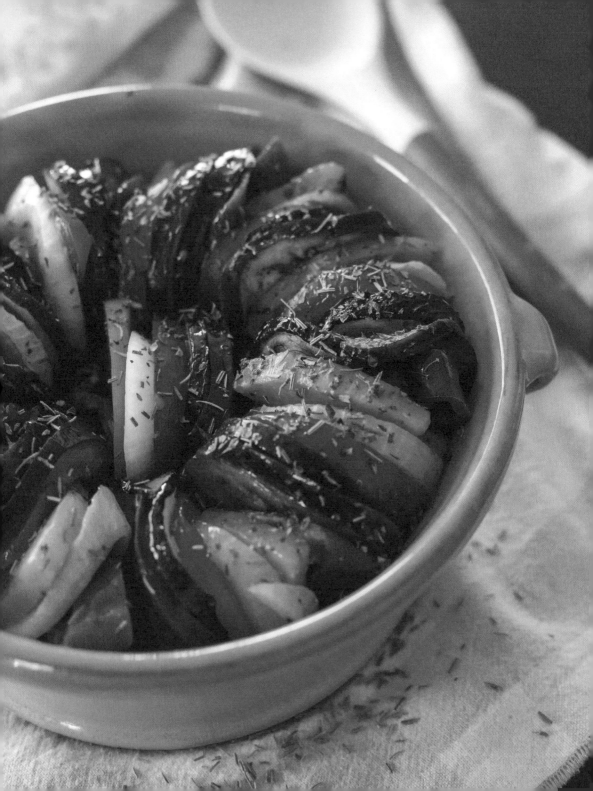

Ratatouille de verduras

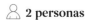 **2 personas**

 50 minutos

Ingredientes

1 berenjena mediana (360 g)
1 pimiento verde mediano (125 g)
2 tomates canarios (150 g)
1 cebolla grande (200 g)
1 kg de calabaza
2 calabacines medianos (640 g)
4 cucharadas de aceite de oliva virgen extra al gusto (36 g)
pimienta, hierbas provenzales o especias al gusto
sal

Preparación

1. Precalienta el horno a 180 °C con calor arriba y abajo.
2. Mientras tanto, empieza cortando la berenjena en rodajas finitas y disponlas en un colador con sal para que «suden» y así pierdan su amargor.
3. Corta todas las verduras en rodajas y colócalas en una fuente alternándolas con las que tienen forma de espiral. Intenta que las piezas siempre se mantengan verticales y no se caigan.
4. En un cuenco añade las especias y el aceite. Después distribuye el aderezo por encima de las verduras junto con la sal.
5. Métalas en la parte baja del horno y déjalas hasta que estén tiernas, unos 40 minutos.

....

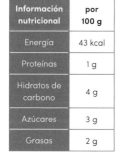 Sustituir las verduras por otras toleradas (ver pág. 277).

Información nutricional	por 100 g
Energía	43 kcal
Proteínas	1 g
Hidratos de carbono	4 g
Azúcares	3 g
Grasas	2 g

Boniato relleno

2 personas

1 hora y 20 minutos

Ingredientes

1 boniato mediano (200 g)
100 g de espinacas baby
100 g de queso mozzarella
20 g de piñones
1 diente de ajo (4 g)
90 g de bonito en aceite de oliva, escurrido
sal y pimienta
1 cucharada de aceite de oliva virgen extra (9 g)

Preparación

1. Precalienta el horno a 220 °C con calor arriba y abajo.
2. Lava el boniato, pínchalo con un tenedor e introdúcelo en el horno en una bandeja. Hornéalo unos 45 minutos. Ábrelo por la mitad y vacíalo con una cuchara de modo que quede con forma de cuenco. Reserva el relleno del boniato en un bol. Unta con aceite los boniatos vaciados y hornéalos unos 10 minutos más.
3. Mientras, en una sartén con aceite, saltea las espinacas con un diente de ajo.
4. Añade al bol reservado con boniato las espinacas salteadas, sal, pimienta, los piñones, el bonito y el queso, y mézclalo.
5. Cuando los cuencos estén listos, sácalos del horno y rellénalos con la mezcla anterior. Introduce todo en el horno otros 10 minutos, hasta que se dore.

....

Cambia el bonito por 3 huevos duros picados, o bien por 100 g de lentejas cocidas.

Elimina la mozzarella de la preparación.

Sin bonito y sin mozzarella.

Información nutricional	por 100 g
Energía	172 kcal
Proteínas	10 g
Hidratos de carbono	9 g
Azúcares	4 g
Grasas	10 g

Las recetas de Blanca

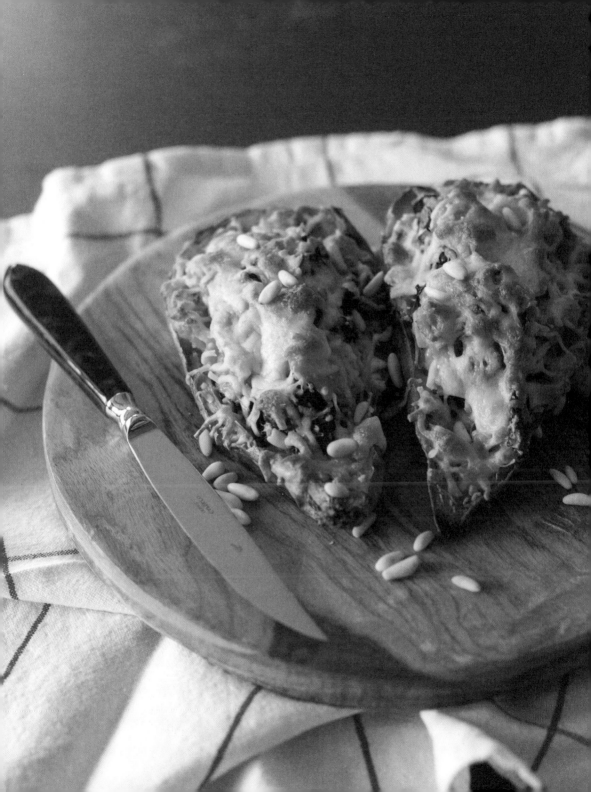

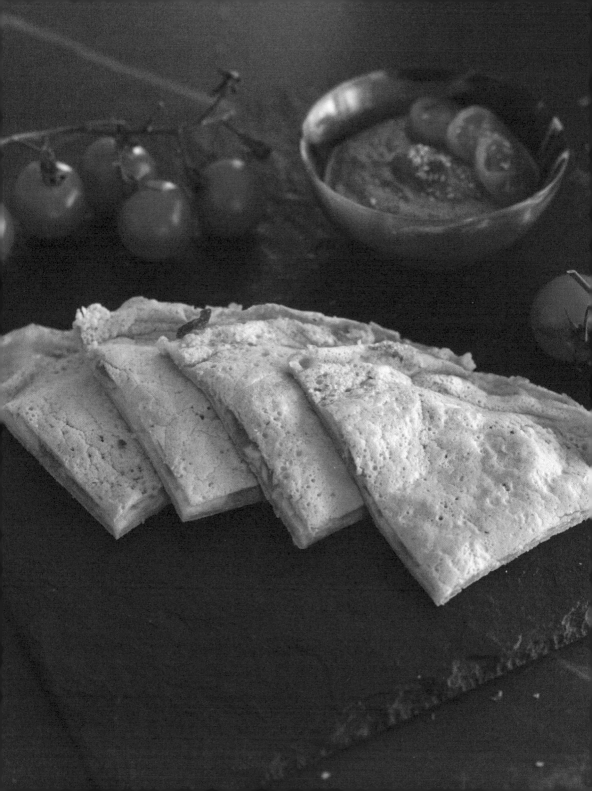

Quesadilla

2 personas

10 minutos

Ingredientes de la masa
45 g de tapioca
2 huevos medianos (100 g)
una pizca de sal

Relleno
20 g de queso mozzarella rallado
50 g de tomate maduro en cuadraditos
50 g de lacón ibérico troceado
½ cucharada de aceite de oliva virgen extra (5 g)
sal

Preparación
1. En un recipiente mezcla la tapioca, los huevos y la sal, y bate con una batidora de mano.
2. En una sartén antiadherente, añade unas gotitas de aceite de oliva virgen extra y después la mezcla. Espárcela por toda la sartén y espera a que salgan burbujitas para darle la vuelta. Repite la operación.
3. Pon una de las tortillas en la sartén de nuevo para que se caliente un poquito, a fuego medio-bajo, mientras añades los ingredientes del relleno por encima; una vez que lo hayas hecho, cubre con otra tortilla. Sella los bordes con una espátula y listo.

....

Elimina la mozzarella de la preparación.

Sin lacón ibérico.

Información nutricional	por 100 g
Energía	172 kcal
Proteínas	10 g
Hidratos de carbono	15 g
Azúcares	1 g
Grasas	8 g

Muffin salado

 6 raciones

 30 minutos

Ingredientes

100 g de hojas de espinaca
1 tomate canario maduro (75 g)
4 huevos medianos (200 g)
30 g de queso mozzarella
sal y pimienta

Preparación

1. Rellena los moldes con espinacas dejando un huequito en el centro para poner el huevo batido.
2. Bate los huevos e introdúcelos en los moldes con las espinacas.
3. Añade el tomate partido en trocitos (vale cualquier verdura), sal, pimienta y el queso por encima.
4. Introdúcelo durante 10-15 minutos en el horno precalentado a 200 °C y no dejes de vigilar.

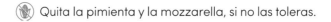

 Quita la pimienta y la mozzarella, si no las toleras.

Información nutricional	por 100 g
Energía	102 kcal
Proteínas	8 g
Hidratos de carbono	1 g
Azúcares	1 g
Grasas	7 g

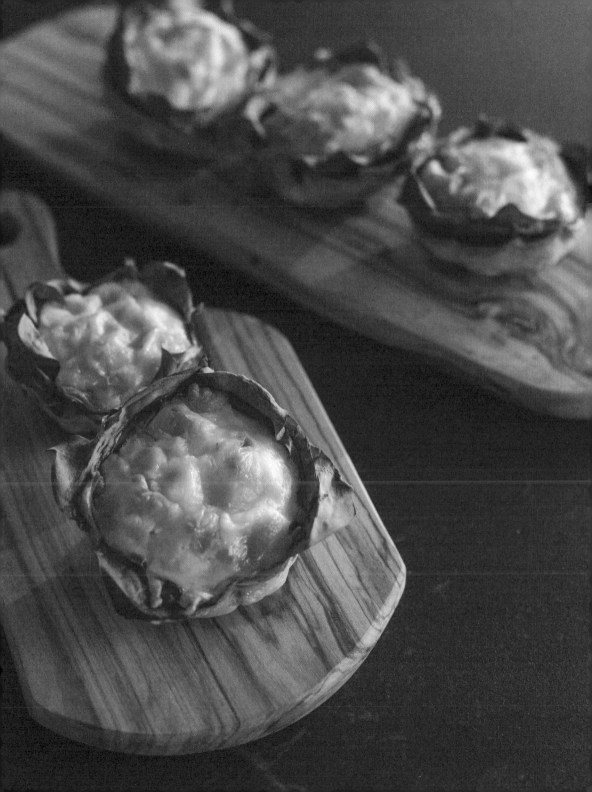

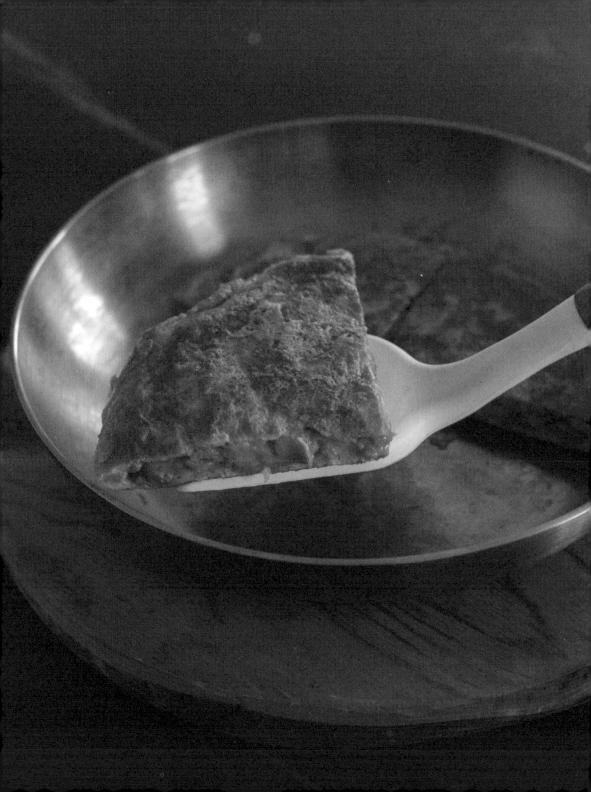

Tortilla de boniato

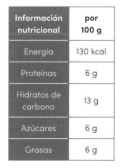

2 personas

25 minutos

Ingredientes

350 g de boniato

½ cebolla

5 huevos medianos

sal al gusto

1 cucharada de aceite de oliva virgen extra (9 g)

Preparación

1. Pela el boniato, trocéalo en rodajas finitas y añade sal y aceite de oliva. Después introdúcelo en el microondas a máxima potencia durante 10-12 minutos.

2. Mientras, en una sartén pon un chorrito de aceite de oliva y dora a fuego medio la cebolla. Bate los huevos en un bol.

3. Añade el boniato al bol con los huevos, la cebolla dorada y las especias deseadas.

4. Agrega la mezcla a una sartén con un chorrito de aceite de oliva, dórala a fuego medio y voltea con ayuda de un plato.

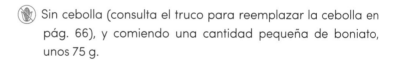 Sin cebolla (consulta el truco para reemplazar la cebolla en pág. 66), y comiendo una cantidad pequeña de boniato, unos 75 g.

Información nutricional	por 100 g
Energía	130 kcal
Proteínas	6 g
Hidratos de carbono	13 g
Azúcares	6 g
Grasas	6 g

Aguacate relleno

 1 persona

 10 minutos

Ingredientes

1 aguacate mediano (190 g)

1 tomate canario maduro

20 g de queso feta en daditos

1 huevo duro mediano (50 g)

1 cucharada de aceite de oliva virgen extra (9 g)

sal

vinagre (opcional)

Preparación

1. Con una cuchara, vacía el aguacate y añádelo a un bol.

2. Aplasta con un tenedor el aguacate hasta hacer una masa homogénea y añádele el tomate cortado en trocitos (aliñado con vinagre, aceite de oliva virgen extra y sal), el huevo duro picado y el queso feta.

3. Rellena el aguacate y listo.

....

 Sin queso feta.

 No usar el huevo.

Información nutricional	por 100 g
Energía	135 kcal
Proteínas	5 g
Hidratos de carbono	1 g
Azúcares	1 g
Grasas	12 g

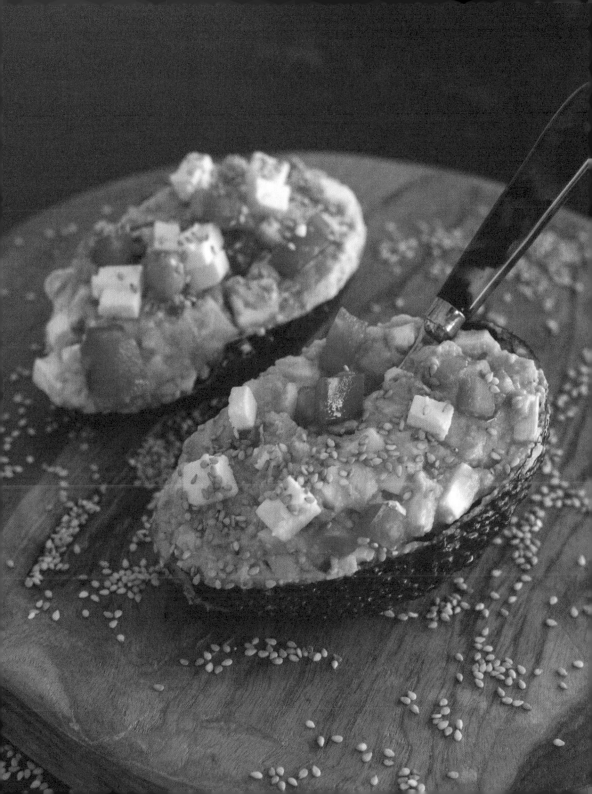

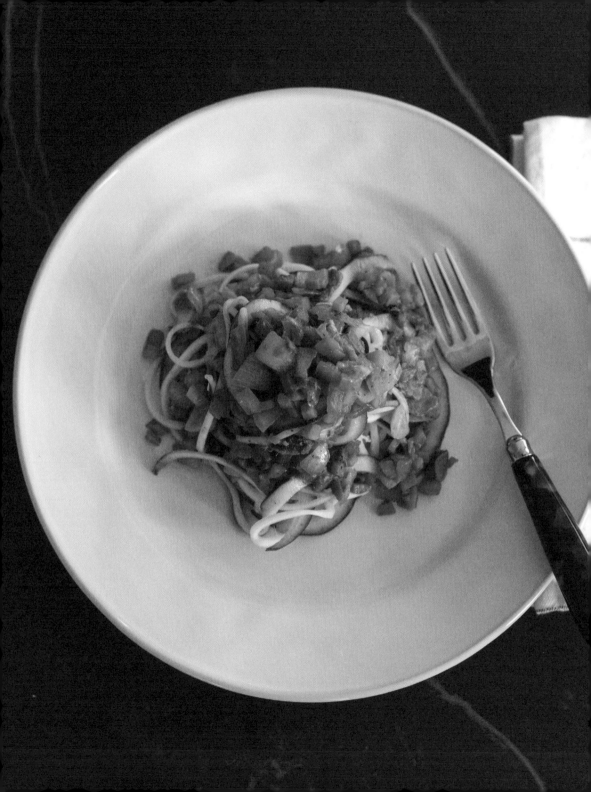

Espaguetis de calabacín con anchoas

 4 raciones

 20 minutos

Ingredientes
2 calabacines medianos (640 g)
1 lata de anchoas en aceite
2 dientes de ajo (8 g)
1 zanahoria mediana (90 g)
2 cucharadas de aceite de oliva virgen extra (18 g)
2-3 cubitos de hielo

Acompañamiento
1 huevo (opcional)
lentejas, garbanzos, etc.

Preparación

1. Haz los espaguetis de calabacín con un *spiralizer* y mételos durante 10 minutos en agua con hielo, para que queden al dente.
2. Mientras tanto, en una sartén añade un poco de aceite de oliva virgen extra, el ajo y la zanahoria cortada en cuadraditos. Tapa la sartén y déjalo a fuego medio para que vaya pochándose.
3. Una vez que esté pochado y doradito, agrega los espaguetis de calabacín y las anchoas (también el aceite de las anchoas, para que les dé gusto) cortadas en trocitos y saltea todo junto.
4. Haz un huevo a la plancha y añádelo al plato por encima.

....

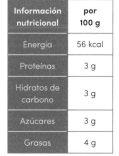 No usar el ajo (ver truco en pág. 66).

Información nutricional	por 100 g
Energía	56 kcal
Proteínas	3 g
Hidratos de carbono	3 g
Azúcares	3 g
Grasas	4 g

Berenjenas al micro

👤 **1 persona**

⏱ **20 minutos**

Ingredientes

1 berenjena mediana (360 g)

1 cucharada de aceite de oliva virgen extra (9 g)

sal

110 g de carne picada (véase p. 203)

20 g de tomate picado y triturado

20 g de queso mozzarella

Preparación

1. Parte la berenjena sin pelar por la mitad y haz cortes en la carne de la berenjena en dos sentidos dibujando cuadraditos (esto permite que la berenjena se haga bien por dentro). Añade un chorrito de aceite de oliva virgen extra y sal. Introdúcela en el microondas durante 15 minutos a 750 W de potencia.

2. Mientras tanto, prepara un bol con la carne picada.

3. Cuando estén listas las berenjenas, retira la pulpa suavemente con una cuchara dejando las berenjenas vacías. Agrega la pulpa de berenjena al bol con la carne y remueve bien todo junto. Rellena las berenjenas con la mezcla obtenida.

....

🍶 Sin mozzarella.

🌱 Cambiar la carne picada por 150 g de lentejas cocidas y salteadas con verduras.

🌿 No usar, además, la mozzarella.

Información nutricional	por 100 g
Energía	60 kcal
Proteínas	3 g
Hidratos de carbono	3 g
Azúcares	2 g
Grasas	3 g

Las recetas de Blanca

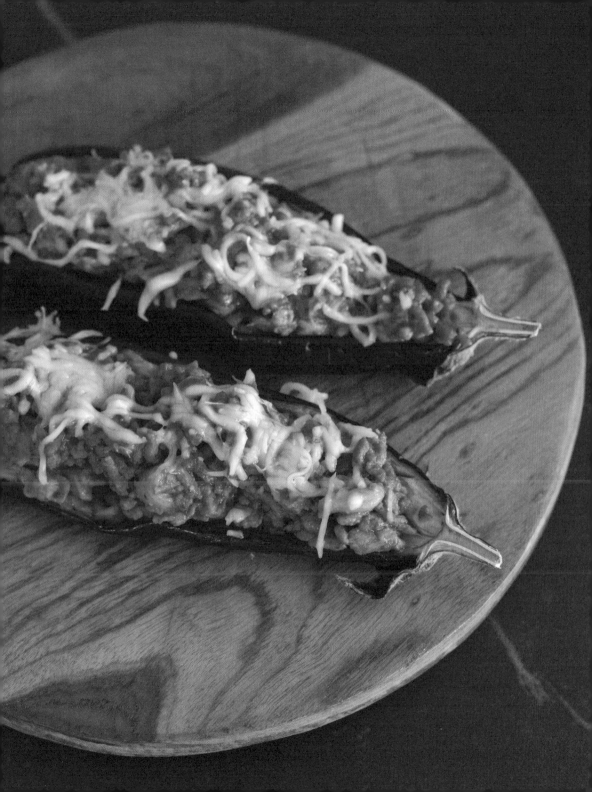

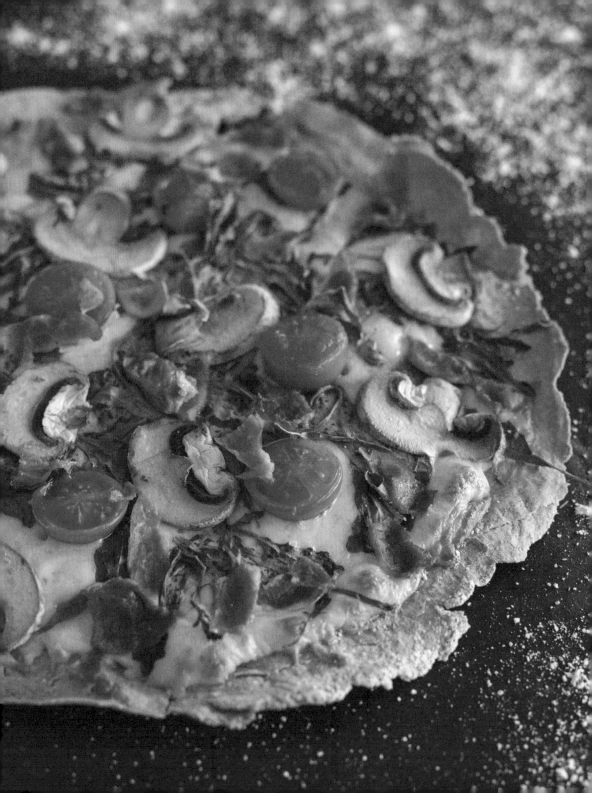

Pizza de avena

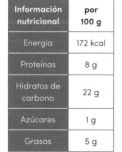

👤 **1-2 personas**

🕐 **25 minutos**

Ingredientes

150 g de copos de avena sin gluten
15 ml de agua tibia
orégano, albahaca, sal y pimienta molida

Relleno (opcional)
50 g de queso mozzarella
1 tomate canario maduro
30 g de champiñones
60 g de rúcula
orégano

Preparación

1. Precalienta el horno a 210 °C con calor arriba y abajo.
2. Tritura los copos de avena en la batidora hasta que se hagan harina.
3. Mezcla en una batidora la harina, el agua, el orégano, la albahaca, sal y pimienta.
4. Pon la mezcla sobre un papel vegetal en la bandeja de horno y estira la masa con una espátula o con un rodillo hasta que quede lo más fina posible. Introdúcela en el horno unos 15-20 minutos, hasta que se dore (sin ingredientes por encima aún).
5. Saca la base de pizza del horno cuando esté doradita, añade por encima los ingredientes elegidos y vuelve a introducirla en el horno unos 10-15 minutos, ahora en modo grill, hasta que se doren los ingredientes de la parte superior.

....

🚫 No uses la mozzarella.

🚫 Elimina la mozzarela y las especias, si no las toleras.

Información nutricional	por 100 g
Energía	172 kcal
Proteínas	8 g
Hidratos de carbono	22 g
Azúcares	1 g
Grasas	5 g

Canelones de puerro

2 personas

15 minutos

Ingredientes

2 puerros medianos (300 g)
1 zanahoria mediana (90 g)
1 aguacate mediano (190 g)
200 g de pechuga de pollo a la plancha
100 g de tomate natural triturado
1 cucharada de aceite de oliva virgen extra (9 g)
sal

Preparación

1. Hierve los puerros y vacíalos, separa la capa que los envuelve de la pulpa.
2. Reserva la pulpa en un bol y añade la zanahoria troceada, el aguacate aplastado con un tenedor y el pollo a la plancha troceado. Mezcla todo bien y añade aceite de oliva virgen extra y sal.
3. Introduce el relleno en la envoltura del puerro sobre una cama de tomate.

....

  En lugar del pollo a la plancha, puedes usar garbanzos.

Información nutricional	por 100 g
Energía	87 kcal
Proteínas	8 g
Hidratos de carbono	2 g
Azúcares	2 g
Grasas	5 g

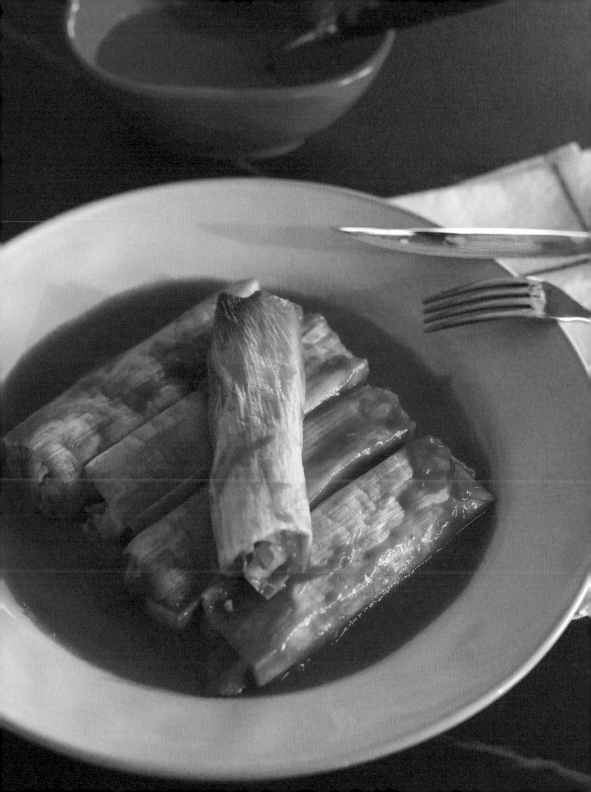

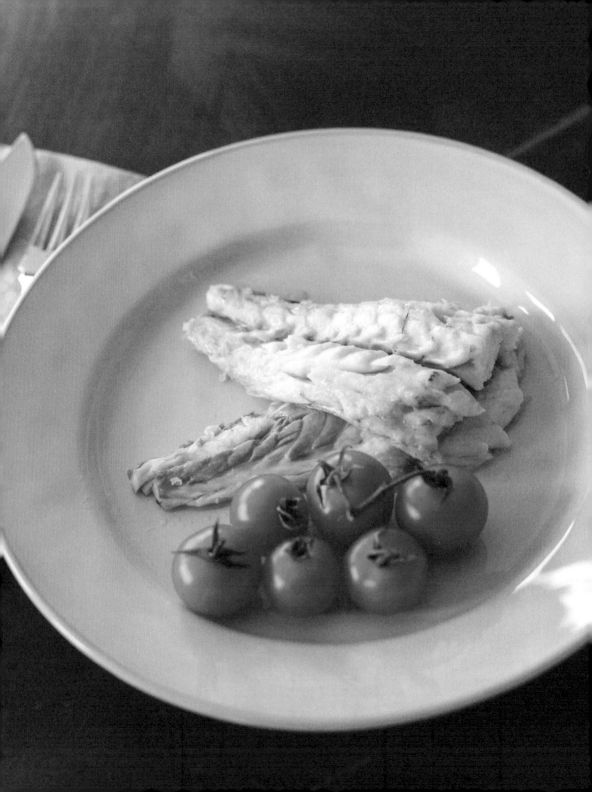

Lubina a la sal

 4 raciones

---

45 minutos

Ingredientes

1 lubina de 1 kg aprox. (importante que la preparen
   en la pescadería para hacerla a la sal)
2 kg de sal gruesa
2 cucharadas de aceite de oliva virgen extra (18 g)
limón

Preparación

1. Precalienta el horno a 220 °C con calor arriba y abajo.
2. Cubre con 1 kg de sal una bandeja apta para horno, dispón
   encima la lubina y termina de cubrirla con otro kilo de sal,
   excepto la cabeza, que dejarás al aire.
3. Introdúcela en el horno unos 40 minutos o hasta que veas
   que la sal ha endurecido; en este caso, la sal se romperá en
   bloques.
4. Con la ayuda de una cuchara, retira la piel de la lubina y la
   cabeza y separa los filetes condimentándolos con aceite de
   oliva virgen extra y limón.

TIP

No dejes que el pescado se enfríe dentro de la costra de sal
porque la carne se seca y quedará muy salada.

Información nutricional	por 100 g
Energía	115 kcal
Proteínas	20 g
Hidratos de carbono	0 g
Azúcares	0 g
Grasas	4 g

Minipizza con base de pollo

1-2 raciones

20 minutos

Ingredientes

200 g de pechuga de pollo o pavo picado

1 huevo mediano

orégano, pimienta, ajo en polvo y una pizca de sal

Por encima (opcional):

queso mozzarella para fundir

lacón ibérico, atún, pavo, huevo, etc.

Preparación

1. Precalienta el horno a 200 °C con calor arriba y abajo.
2. Tritura el pollo en una batidora junto con el huevo, las especias y la sal.
3. Sobre un papel de horno extiende la masa, bien finita, e introdúcela en el horno 10 minutos, sin nada más, solo la masa.
4. Sácalo del horno, dale la vuelta, y pon encima los ingredientes elegidos (puede ser también tomate, cebolla... lo que se te ocurra).
5. Introduce en el horno unos 10 minutos y después pon solo función grill otros 5 minutos o hasta que veas que está doradito.

....

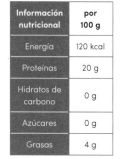 No uses el queso mozzarella.

Elimina el ajo y las especias que no toleres. Añade especias toleradas.

Información nutricional	por 100 g
Energía	120 kcal
Proteínas	20 g
Hidratos de carbono	0 g
Azúcares	0 g
Grasas	4 g

Las recetas de Blanca

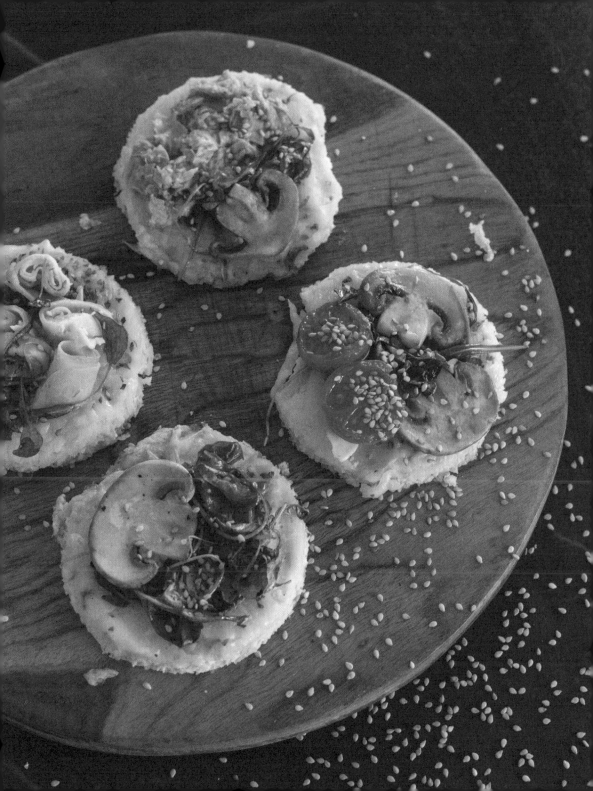

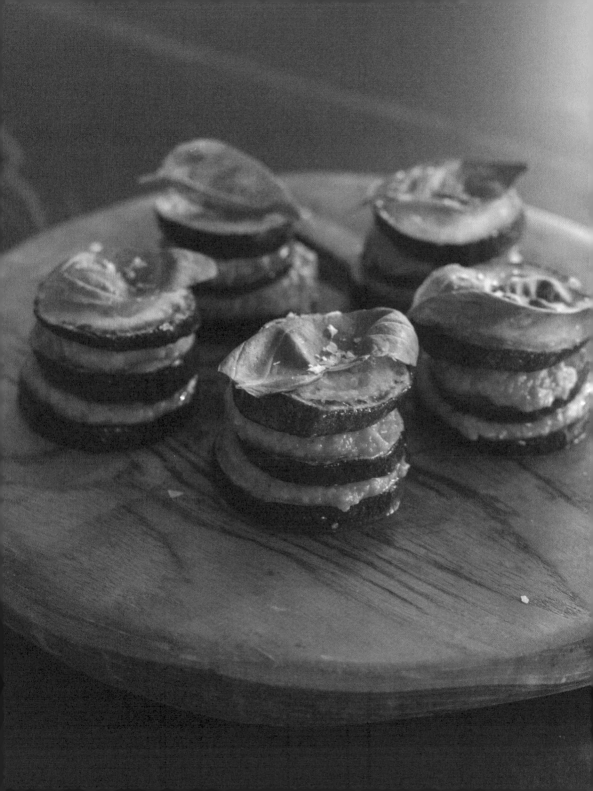

Torres de calabacín

1-2 personas

10 minutos

Ingredientes

50 g de tomate natural
180 g de lentejas en conserva
1 calabacín mediano (320 g)
1 cucharada de aceite de oliva virgen extra (9 g)
sal

Preparación

1. Con una batidora de mano tritura el tomate y las lentejas cocidas; tiene que quedar espeso, tipo hummus.
2. Lava y corta el calabacín en rodajas como de 1 centímetro de grosor.
3. En una sartén añade un chorrito de aceite de oliva virgen extra y cocina las rodajas de calabacín con un poco de sal, hasta que queden un poco doraditas.
4. Monta las torres intercalando las rodajas de calabacín y la mezcla del tomate y las lentejas.

Información nutricional	por 100 g
Energía	58 kcal
Proteínas	3 g
Hidratos de carbono	6 g
Azúcares	2 g
Grasas	2 g

Puré con caldo de huesos

 4 raciones

 15 minutos

Ingredientes
caldo de huesos (véase p. 136)
agua
½ cebolla mediana (70 g)
80 g de judías verdes
2 calabacines medianos (640 g)
1 cucharada de aceite de oliva virgen extra (9 g)

Toppings (opcional)
queso curado
huevo duro
avellanas o almendras troceadas
pipas de girasol o calabaza, o semillas de sésamo

Preparación

1. En un cacito pon la verdura y cubre con mitad de agua y mitad de caldo de huesos. Deja que hierva todo junto hasta que la verdura está blandita, unos 10-15 minutos.
2. Tritúralo todo, pero antes pon en un bol casi toda el agua y ve añadiéndola mientras trituras, para dar con la textura deseada.
3. Añade el aceite de oliva virgen extra y los *toppings* deseados al final, y ¡a comer!

 Para sustituir la cebolla, ver pág. 66.

TIP
Para darle más sabor, rehoga la verdura primero con un poco de aceite de oliva virgen extra y hiérvela después.

Información nutricional	por 100 g
Energía	43 kcal
Proteínas	2 g
Hidratos de carbono	3 g
Azúcares	2 g
Grasas	2 g

Las recetas de Blanca

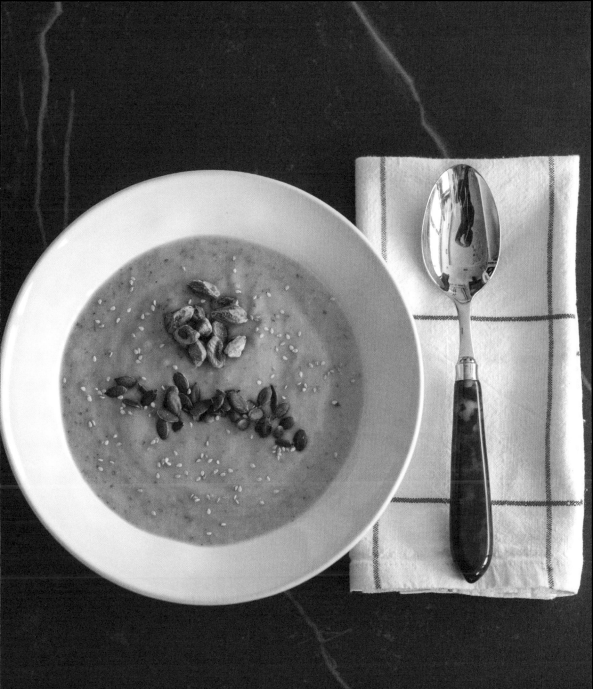

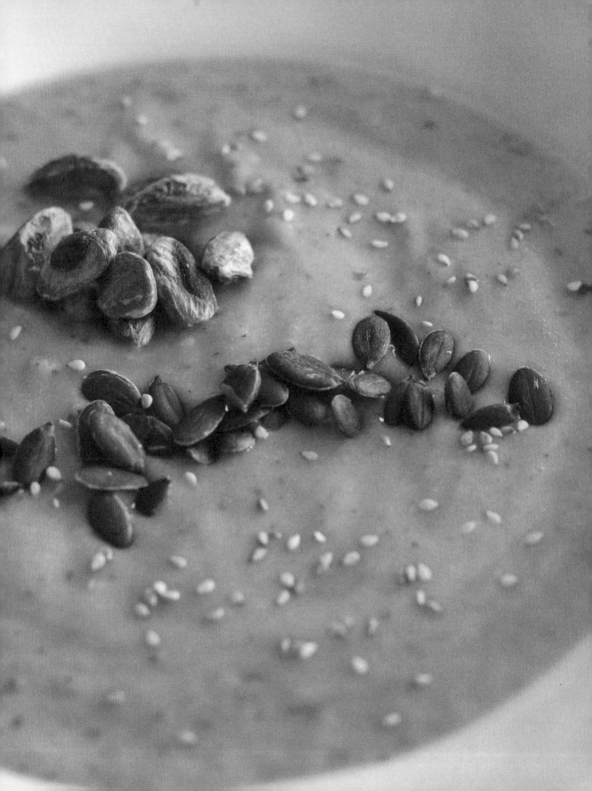

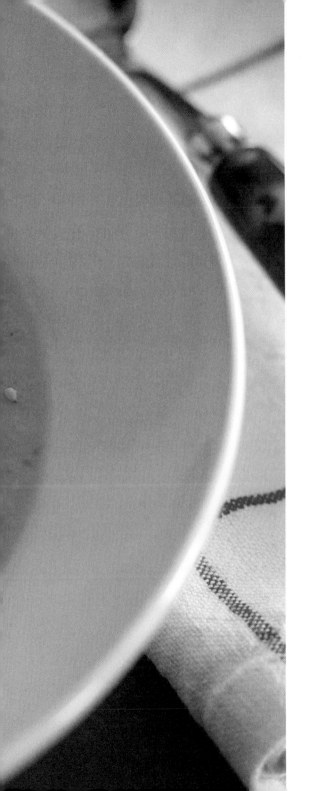

¿Sabías que...?

A veces los huevos cocidos son difíciles de pelar.

- Los huevos que son más frescos son más difíciles de pelar.
- Los huevos que son más viejos se pelan mejor (llevan más tiempo en la nevera).
- Un truco para pelar mejor los huevos cocidos es añadir una cucharadita de sal en el momento de la cocción; una vez cocidos, sumergirlos en agua fría hasta que pierdan el calor.

Boquerones a la plancha

 4 raciones

 5 minutos

Ingredientes

150 g de boquerones
1 cucharada de aceite de oliva virgen extra (9 g)
sal

Preparación

1. Los boquerones se compran en la pescadería y puedes pedir que te los limpien para hacerlos a la plancha.
2. Para cocinarlos se ponen sobre una sartén antiadherente con un chorrito de aceite de oliva virgen extra y un poco de sal, y vuelta y vuelta. Tardan en hacerse y quedar doraditos unos 5 minutos solamente.

TIP

Son fuente de calcio y omega-3.

Información nutricional	por 100 g
Energía	159 kcal
Proteínas	19 g
Hidratos de carbono	0 g
Azúcares	0 g
Grasas	9 g

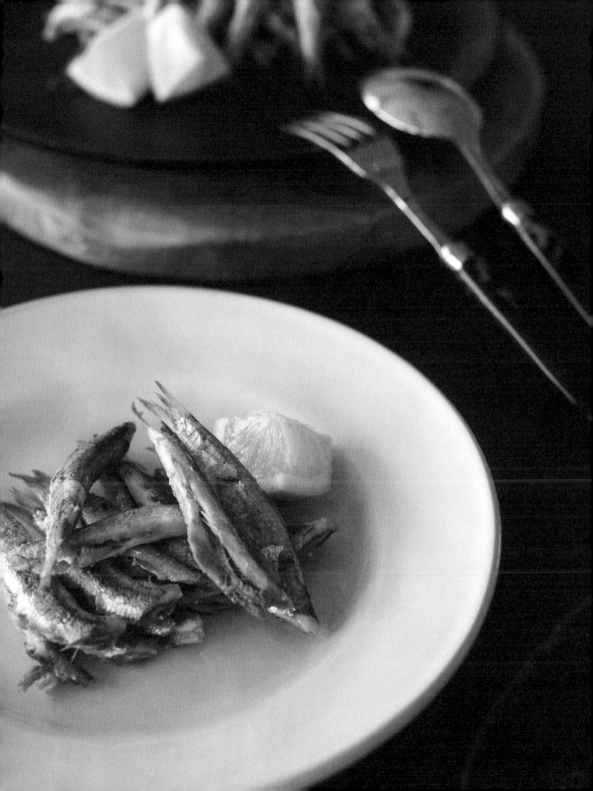

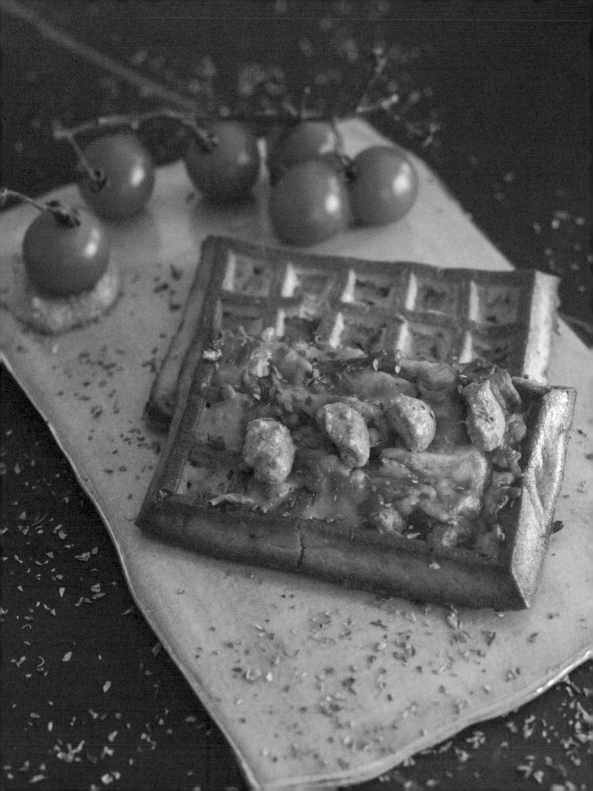

Gofres salados de calabacín

 1-2 raciones

 25 minutos

Ingredientes

150 g de calabacín
4 cucharadas de copos de avena sin gluten
2 huevos medianos (100 g)
1 cucharadita de levadura en polvo
una pizca de sal
orégano
1 cucharada de tomate natural triturado
pesto
100 g de queso mozzarella para fundir (opcional)
opción dulce: chocolate negro >85% de cacao

Preparación

1. Precalienta el horno a 200 °C con calor arriba y abajo.
2. Pela y corta el calabacín en rodajas, añádelo a un bol para mezclarlo con la avena, el huevo, la levadura y un poco de sal. Tritúralo todo con una batidora de mano.
3. Añade la mezcla a un molde de silicona para gofres.
4. Introdúcelo en el horno 15-20 minutos (previamente calentado), siempre vigilando, hasta que se dore.
5. Una vez listo, espera a que se enfríe un poco y desmóldalo.
6. Extiende el tomate por encima del gofre; después, añade la mozzarella, el orégano y el pesto. Si quieres puedes meterlo al grill del microondas o del horno unos minutos para que se derrita.

....

 Elimina la mozzarella de la receta.

 Usa almendra molida en lugar de los copos de avena.

Información nutricional	por 100 g
Energía	121 kcal
Proteínas	8 g
Hidratos de carbono	10 g
Azúcares	1 g
Grasas	5 g

Flautín de calabacín

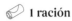 **1 ración**

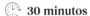 **30 minutos**

Ingredientes para la base
350 g de calabacín
1 huevo mediano (50 g)
ajo o especias al gusto

Relleno
125 g de lacón ibérico
50 g de queso mozzarella
otras opciones de relleno: tomate, aguacate,
    lentejas, quinoa, pollo, atún

Preparación
1. Lava bien el calabacín, sécalo y rállalo entero con la piel.
2. Coloca el calabacín rallado sobre un trapo de cocina y estrújalo bien para que salga toda el agua.
3. Pon el calabacín en un bol y añade el huevo junto a las especias elegidas, y remueve bien la mezcla.
4. Precalienta el horno a 200 °C con calor arriba y abajo. En una bandeja de horno, sobre un papel vegetal, coloca la mezcla y extiéndela hasta dejar una capa finita.
5. Introduce la bandeja en el horno y hornea durante 20-25 minutos, o hasta que la masa quede un poco dorada.
6. Saca la bandeja del horno y pon el relleno elegido encima de la masa. Enróllalo e introdúcelo otro rato en el horno para que se dore, unos 10 minutos a la misma temperatura.

....

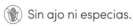 Sin ajo ni especias.

No uses el lacón ni la mozzarella.

Elimina el lacón de la receta.

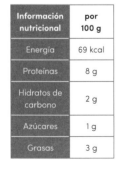

Información nutricional	por 100 g
Energía	69 kcal
Proteínas	8 g
Hidratos de carbono	2 g
Azúcares	1 g
Grasas	3 g

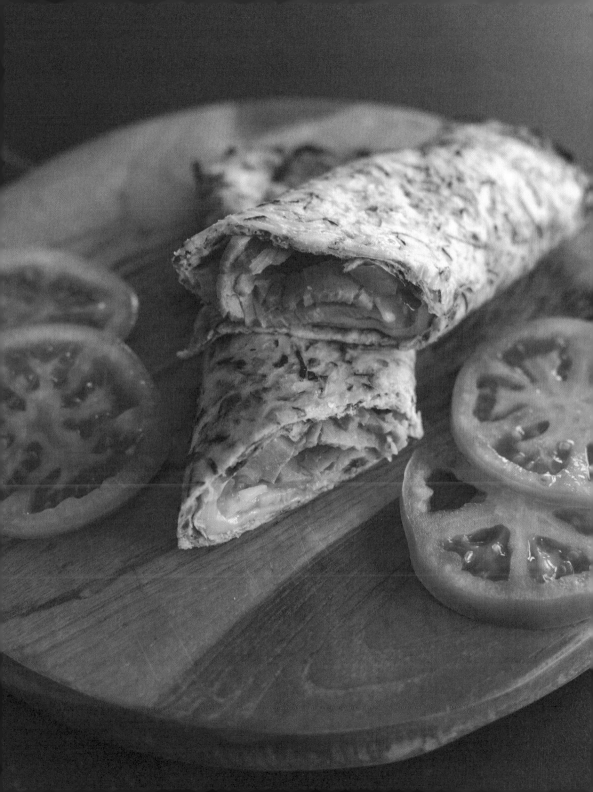

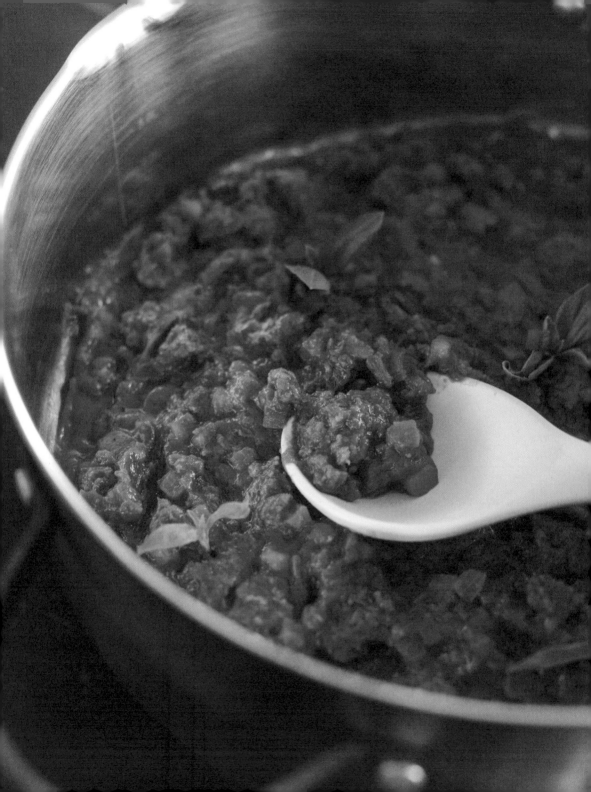

Carne picada

4-6 raciones

20-25 minutos

Ingredientes

250 g de solomillo de ternera

200 g de tomate natural triturado

1 diente de ajo (4 g)

1 cebolla pequeña (80 g)

1 pimiento verde pequeño (80 g)

2 zanahorias pequeñas (90 g)

sal y pimienta

2 cucharadas de aceite de oliva virgen extra (18 g)

Preparación

1. Corta toda la verdura (ajo, cebolla, pimiento y zanahoria) en cuadraditos y añádela a una sartén con aceite de oliva virgen extra, a fuego medio, y tápala para que la verdura vaya pochándose.

2. Añade la carne picada, la sal y la pimienta, y remueve todo junto.

3. Una vez que hayas añadido la carne, agrega también el tomate y mezcla. Deja sofreír todo junto hasta que la carne se quede doradita y se integre todo el sabor.

....

 Eliminar el ajo (ver pág. 66) y consultar cantidad tolerada de pimienta en pág. 279. Si sabes que no la toleras, elimínala. Lo mismo con el ajo.

Información nutricional	por 100 g
Energía	79 kcal
Proteínas	8 g
Hidratos de carbono	3 g
Azúcares	3 g
Grasas	4 g

Ensaladilla rusa

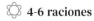 **4-6 raciones**

 40 minutos

Ingredientes

3 patatas pequeñas (330 g)
2 zanahorias pequeñas (90 g)
100 g de judías verdes
3 huevos medianos (150 g)
125 g de guisantes
10 aceitunas sin hueso (18 g)
200 g de atún en aceite de oliva virgen extra,
    escurrido
2 cucharadas de mayonesa (50 g)

Preparación

1. Los guisantes los compro ya cocidos, pero puedes comprarlos congelados y cocerlos tú mismo.
2. Cuece las patatas, las zanahorias y las judías verdes, y, por otro lado, haz los huevos duros.
3. Corta todo en cuadraditos y mezcla.

RECUERDA

Estos alimentos contienen grasas buenas:
- pescado azul
- frutos secos y semillas
- aceites no refinados y crudos
- aceitunas
- quesos curados
- chocolate negro >85% de cacao
- huevos

Información nutricional	por 100 g
Energía	147 kcal
Proteínas	9 g
Hidratos de carbono	6 g
Azúcares	1 g
Grasas	9 g

Las recetas de Blanca

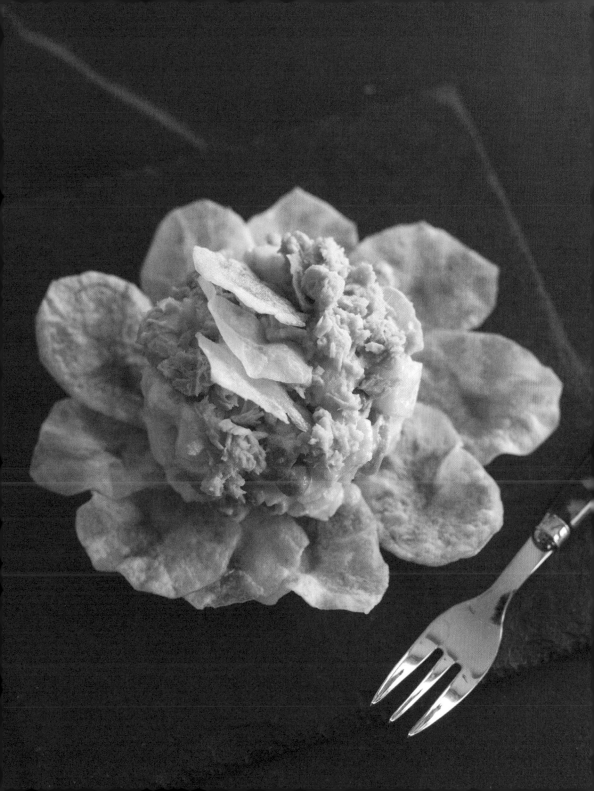

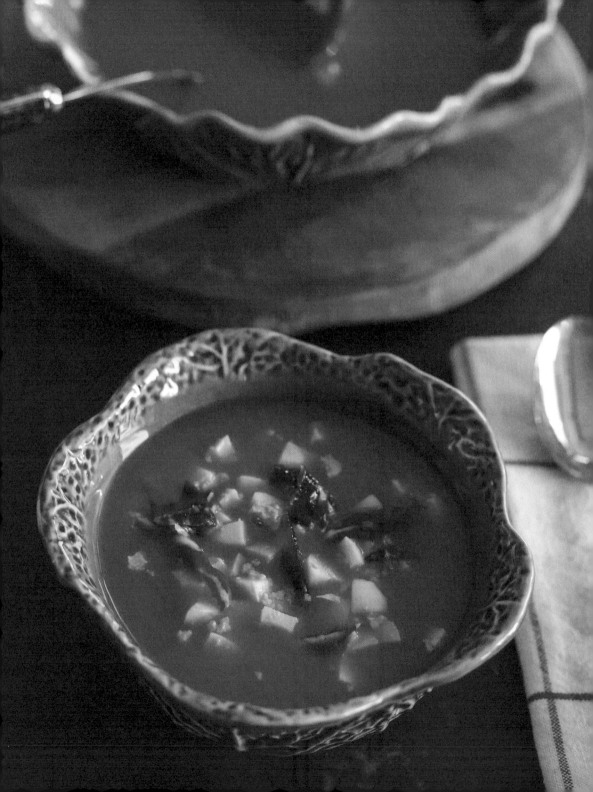

Gazpacho

🍲 **4 raciones**

⏱ **15 minutos**

Ingredientes

2 kg de tomates maduros
1 pepino mediano (200 g)
½ pimiento rojo pequeño (75 g)
1 cebolla mediana (140 g)
1 cucharada de aceite de oliva virgen extra (9 g)
vinagre de manzana o zumo de limón (opcional)
sal al gusto

Guarnición
1 huevo duro picado (50 g)
cebolla, pimiento, pepino picado
jamón picado

Preparación

1. Pela los tomates y el pepino, y trocéalos. Lava el pimiento, trocéalo y haz lo mismo con la cebolla.
2. Mete todo junto en la batidora y tritúralo hasta que quede una textura homogénea.
3. Después añade el aceite, el vinagre y la sal, y tritura de nuevo.
4. Si quieres, puedes pasar la mezcla por un colador para quitar los restos de pepitas que puedan haber quedado.
5. Añade la guarnición elegida.
6. Si quieres comerlo directamente, puedes añadir unos hielos y listo; si no, conserva en un táper de vidrio dentro de la nevera.

. . . .

🚫🌿 Elige la guarnición con vegetales.

🌿 Sin el jamón picado.

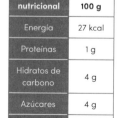

Información nutricional	por 100 g
Energía	27 kcal
Proteínas	1 g
Hidratos de carbono	4 g
Azúcares	4 g
Grasas	1 g

Huevos rellenos

2 raciones

15 minutos

Ingredientes
4 huevos medianos (200 g)
100 g de atún en aceite, escurrido
200 g de tomate natural triturado

Preparación
1. Cuece los huevos durante 8-10 minutos.
2. Ábrelos por la mitad, saca la yema y ponla en un bol. Después, añade el atún y el tomate, y mezcla todo con una batidora.
3. Rellena los huevos con la mezcla y añade si quieres mayonesa (véase p. 233).

Información nutricional	por 100 g
Energía	106 kcal
Proteínas	11 g
Hidratos de carbono	1 g
Azúcares	1 g
Grasas	6 g

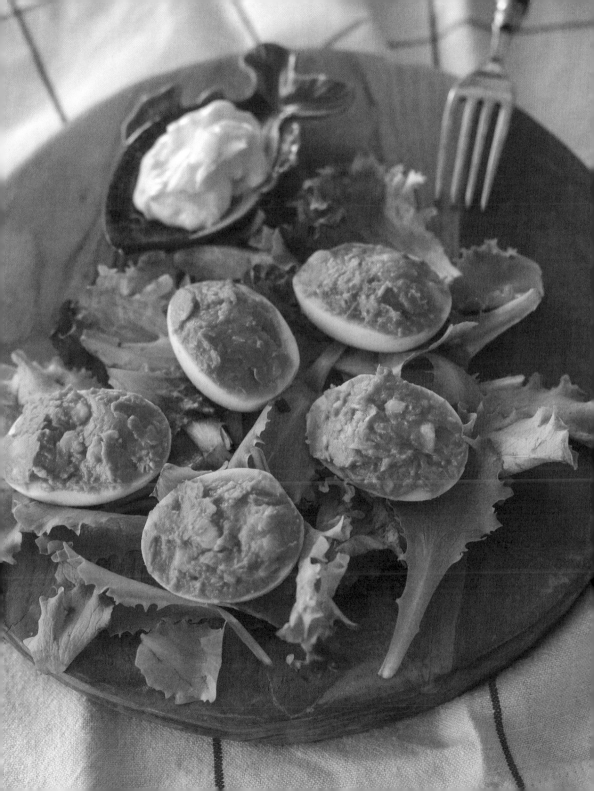

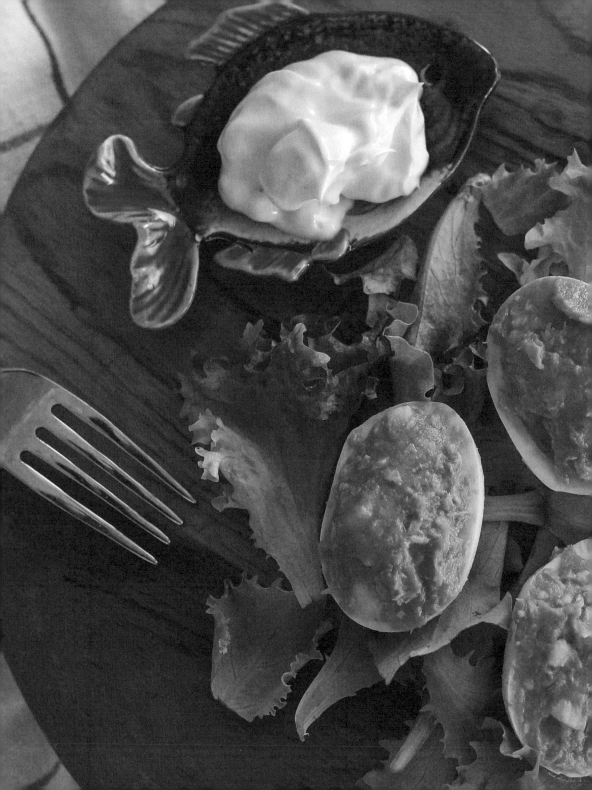

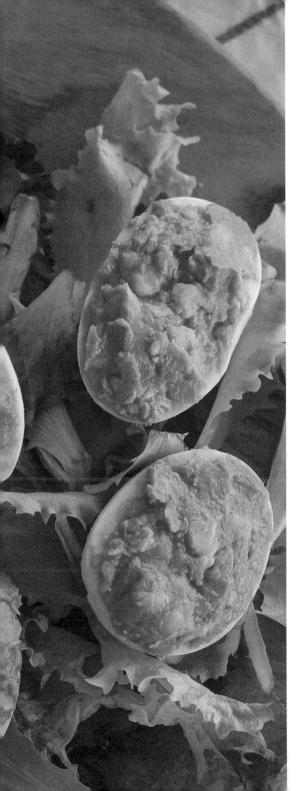

¿La mayonesa es mala?

- Lleva huevo, vinagre o limón, aceite de oliva virgen extra.
- La grasa (buena) es importante para el cerebro, a nivel hormonal, para obtener energía y saciar. El colesterol es importante; no hay que tenerlo muy bajo ni muy alto.

RECUERDA
- Que existen dos tipos de grasa:
  - Grasas malas: bollería industrial, galletas, frituras, aceites vegetales refinados: aceite de coco hidrogenado, aceite de girasol (no alto oleico), aceite de maíz, aceite de sésamo (frito)...
  - Grasas buenas: aguacate, frutos secos, aceite de oliva virgen extra, aceite de coco de primera presión en frío, cacao, queso curado, pescado azul, huevo...
- No debes tomar azúcares porque se convierten en grasa y suben el colesterol: bollos, galletas, harinas refinadas, refrescos...

Pisto de verduras

 4-6 raciones

 30 minutos

Ingredientes
1 berenjena pelada
4 pimientos verdes pequeños (320 g)
1 cebolla grande (200 g)
1 diente de ajo
2 calabacines medianos (640 g)
200 g de tomate natural triturado
un poco de sal
aceite de oliva virgen extra

Preparación
1. Corta la berenjena y añádele sal para quitarle la acidez; resérvala a un lado.
2. En una cazuela a fuego medio, pon un chorrito de aceite de oliva virgen extra y ve añadiendo poco a poco las verduras. Tápalas para que vayan pochándose. Empieza por añadir los pimientos, la cebolla y el ajo, todo cortado en trozos homogéneos. Deja que se cocine unos 10 minutos.
3. Mientras tanto, pela y corta el calabacín y añádelo a la cazuela junto con el tomate, la sal y la berenjena. Remueve todo junto y deja que vaya haciéndose a fuego lento otros 15 minutos. Prueba por si hiciese falta más sal.

....

 Puedes hacer el pisto de la misma manera pero con las verduras aptas para FODMAP (ver tabla en pág 277). Para reemplazar la cebolla y el ajo consulta la pág 66.

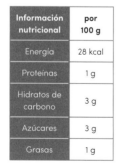

Información nutricional	por 100 g
Energía	28 kcal
Proteínas	1 g
Hidratos de carbono	3 g
Azúcares	3 g
Grasas	1 g

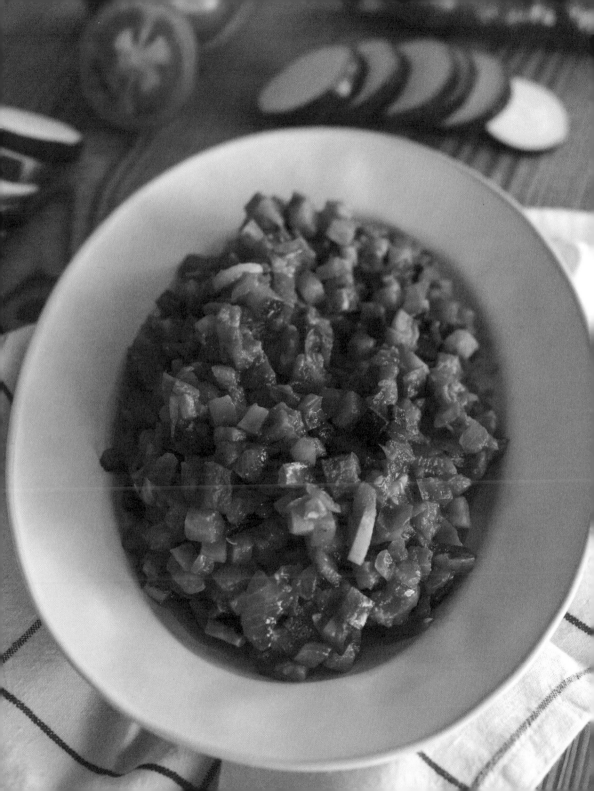

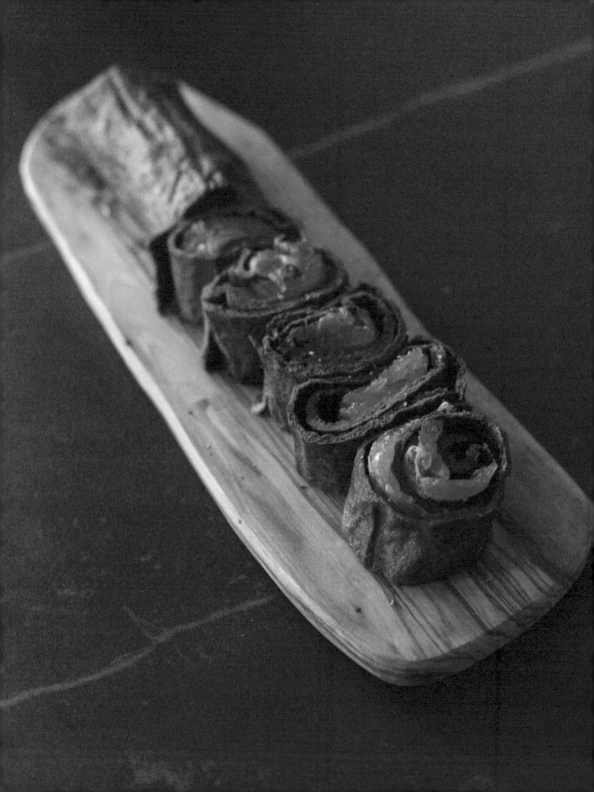

Wrap de espinacas

👤 **2 personas**

🕐 **25 minutos**

Ingredientes
175 g de espinacas frescas
3 huevos medianos (150 g)
sal y especias al gusto

Relleno
salmón marinado (véase p. 147)

Preparación
1. Precalienta el horno a 180 °C con calor arriba y abajo. Saca la bandeja del horno para utilizarla después.
2. Bate las espinacas con los huevos, la sal y las especias.
3. En la bandeja del horno, pon un papel de horno engrasado y añade la masa líquida. Extiéndela bien por todo el papel con ayuda de una espátula. Introduce en el horno durante unos 15 minutos, a media altura.
4. Después, espera a que se enfríe un poco la masa antes de hacer el rollito.
5. Pon el relleno elegido, haz el rollito y corta en trozos pequeños.

Información nutricional	por 100 g
Energía	98 kcal
Proteínas	10 g
Hidratos de carbono	0 g
Azúcares	0 g
Grasas	6 g

Minitortillas de patata sin huevo

 4 tortitas

 20 minutos

Ingredientes

10 g de semillas de chía molidas

3 cucharadas de agua

2 patatas medianas (440 g)

cebolla o ajo en polvo

sal

1 cucharada de aceite de oliva virgen extra (9 g)

Preparación

1. En un bol añade las semillas de chía molidas y el agua, deja que se hidrate durante al menos 15 minutos. Debe quedar una textura tipo gel.
2. Pela y ralla las patatas. Sobre un trapo de cocina, estrújalas para escurrir toda el agua posible.
3. Pon las patatas sobre un plato o en un estuche de silicona y cocínalas a máxima potencia en el microondas durante 1 minuto. Deja que se enfríen.
4. En un bol añade las patatas, la cebolla o el ajo en polvo al gusto, la sal y el gel resultante de la hidratación de la chía. Mézclalo bien.
5. En una sartén con un chorrito de aceite de oliva virgen extra, añade la mezcla de las patatas y cocina por ambos lados hasta que se queden doraditas.

....

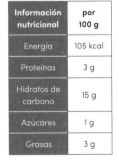 No uses la cebolla ni el ajo en polvo.

Información nutricional	por 100 g
Energía	105 kcal
Proteínas	3 g
Hidratos de carbono	15 g
Azúcares	1 g
Grasas	3 g

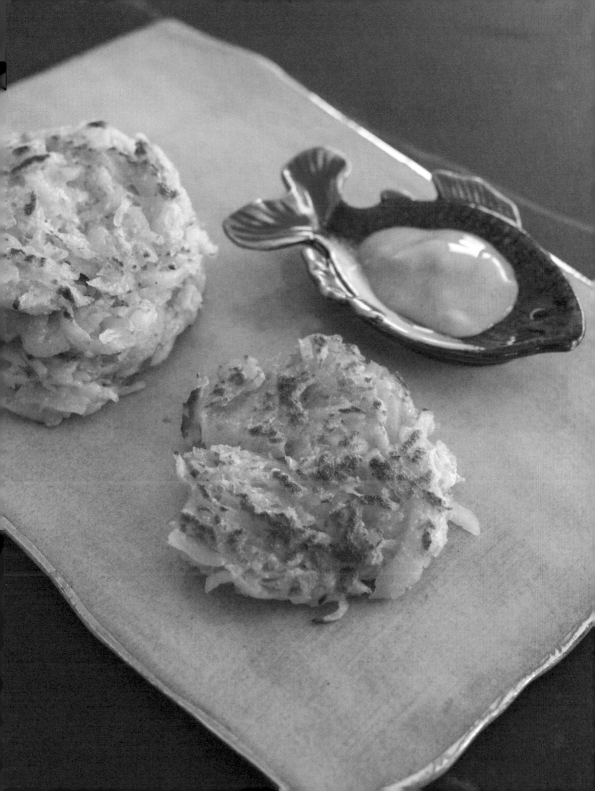

Leyenda

 sin gluten

 sin azúcar

 sin edulcorantes

 sin frutos secos

 sin huevo

 sin lácteos

 baja en FODMAP

 keto o apta para dieta cetogénica

 vegan

 veggie

Panes, salsas y snacks

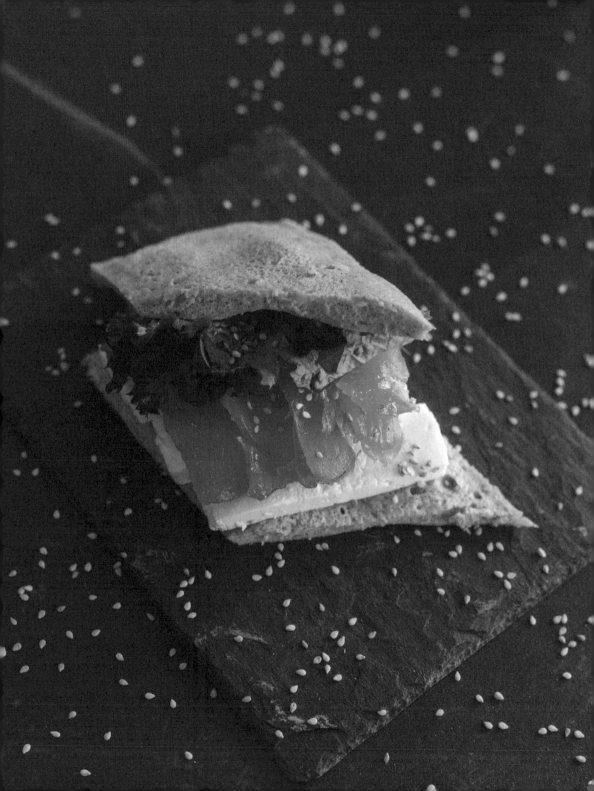

Pan de calabacín

1 ración

6 minutos

Ingredientes

40 g de calabacín rallado (con o sin piel)
1 huevo mediano (50 g)
20 g de harina de arroz integral
cebolla en polvo
sal al gusto

Preparación

1. Tritura todos los ingredientes y añade la mezcla a un molde de silicona cuadrado, engrasado con aceite.
2. Introdúcelo en el microondas 4-5 minutos a 700 W (o hasta que quede con forma). También puedes hacerlo en el horno a 180 °C, durante 25 minutos aproximadamente, hasta que veas que se ha hecho la forma.
3. Sácalo del molde en caliente para que la parte de abajo se seque y no quede blanda. Puedes ponerlo sobre una rejilla.

....

Sustituye la harina de arroz por harina de avena o almendra molida.

Elimina la cebolla en polvo.

Información nutricional	por 100 g
Energía	139 kcal
Proteínas	8 g
Hidratos de carbono	14 g
Azúcares	1 g
Grasas	5 g

Pan de lino sin horno

 2 raciones

 6 minutos

Ingredientes

35 g de semillas de chía molidas

2 huevos medianos (100 g)

sal y especias al gusto

4 cucharadas de agua

Relleno (al gusto)

brotes verdes

tomate

huevo revuelto

aguacate

1 cucharadita de mayonesa

queso fresco de cabra

Preparación

1. Mezcla todos los ingredientes del pan en un bol (no hace falta batidora ni nada, con un tenedor o cuchara se puede remover hasta conseguir la mezcla).

2. Añade la mezcla a un molde de silicona cuadrado, engrasado con aceite.

3. Mételo al microondas 4-5 minutos a 700 W (o hasta que quede con forma). También puedes probar a hacerlo en el horno a 180 °C hasta que veas que se ha hecho la forma.

4. Sácalo del molde en caliente para que la parte de abajo se seque y no quede blanda. Puedes ponerlo sobre una rejilla.

Información nutricional	por 100 g
Energía	234 kcal
Proteínas	15 g
Hidratos de carbono	2 g
Azúcares	1 g
Grasas	17 g

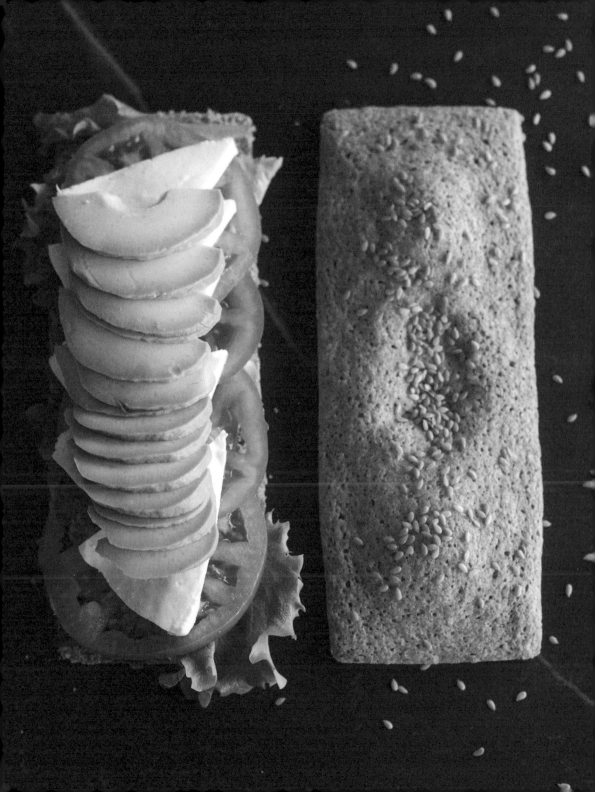

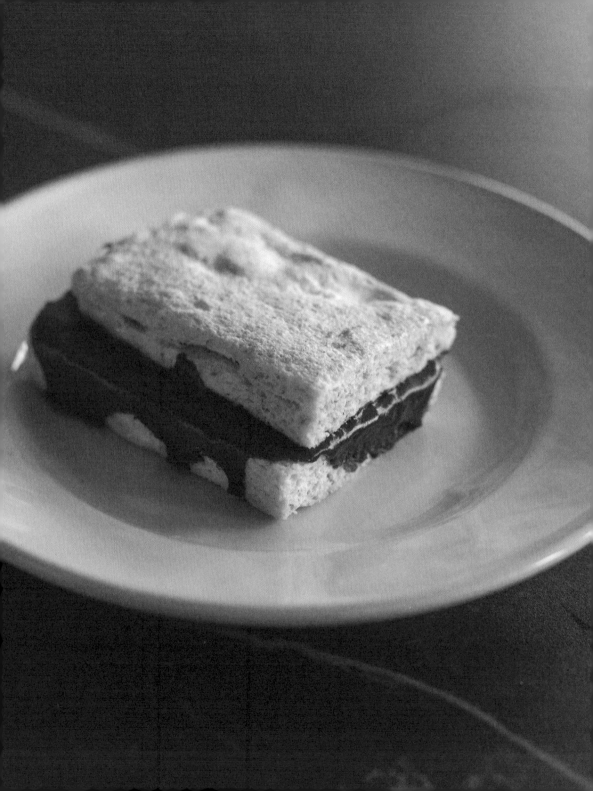

Pan de molde

 2 raciones

 10-12 minutos

Ingredientes

4 claras de huevo con una pizca de sal
20 g de harina de arroz integral

Acompañamiento

nocisana (véase p. 229)
chocolate negro >85% de cacao

Preparación

1. Monta las claras (yo lo he hecho en Thermomix® durante 4 minutos, velocidad 3,5, con la mariposa) y añade una pizca de sal a la mitad del proceso de batido para que queden más firmes.
2. Agrega los 20 g de harina de arroz y haz movimientos envolventes con una cuchara de madera o silicona; si lo haces muy rápido, se bajan las claras por completo; ten cuidado.
3. Echa la mezcla en un recipiente de silicona engrasado con aceite para que no se pegue.
4. Introdúcelo en el microondas 2,5 minutos a 700 W (o hasta que se haga). También puedes probar a hacerlo en el horno a 180 °C, hasta que veas que se ha hecho la forma.
5. Sácalo del molde en caliente para que la parte de abajo se seque y no quede blanda. Puedes ponerlo sobre una rejilla.

....

Sustituye la harina de arroz por almendra molida.

TIP
Se puede rellenar también con aguacate, tomate, sardinas...

Conservación:

2-3 días en nevera.

Información nutricional	por 100 g
Energía	90 kcal
Proteínas	10 g
Hidratos de carbono	11 g
Azúcares	0 g
Grasas	0 g

Crackers de almendra

 4-5 raciones

 30 minutos

Ingredientes

2 huevos medianos (100 g)

2 cucharadas de aceite de oliva virgen extra (18 g)

150 g de almendras molidas (u otro fruto seco)

25 g de semillas de sésamo

25 g de semillas de chía

25 g de pipas de girasol sin sal

orégano, romero, pimienta y sal (opcional)

Preparación

1. Precalienta el horno a 180 °C con calor arriba y abajo.

2. Bate los huevos, añade el resto de los ingredientes y mezcla todo junto. Haz una bola con la masa.

3. En una bandeja de horno sobre un papel vegetal, coloca la masa y pon otro papel vegetal por encima. Aplánalo con un rodillo de forma que la masa quede finita.

4. Con un cuchillo haz cortes en la masa con la forma de crackers y mete en el horno durante 20 minutos aproximadamente, hasta que se vean un poco doraditos.

Información nutricional	por 100 g
Energía	488 kcal
Proteínas	17 g
Hidratos de carbono	7 g
Azúcares	1 g
Grasas	42 g

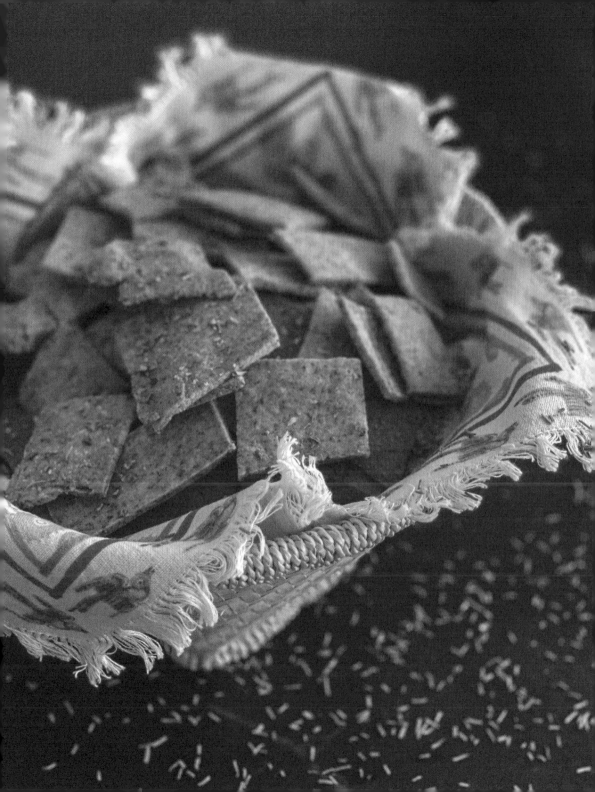

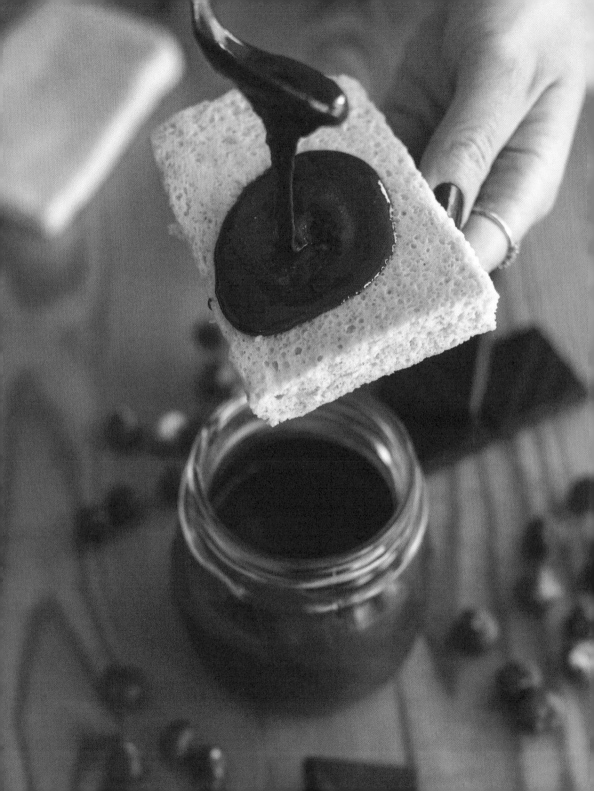

Nocisana

10 raciones aprox.

5 minutos

Conservación:
En un tarro de vidrio dentro de la nevera durará 1 mes o más

Información nutricional	por 100 g
Energía	623 kcal
Proteínas	14 g
Hidratos de carbono	17 g
Azúcares	2 g
Grasas	60 g

Ingredientes

200 g de crema de avellanas (u otro fruto seco)
25 g de chocolate negro >85% de cacao
½ cucharada de aceite de coco (5 g)

Preparación

1. Funde el chocolate en un bol con el aceite de coco e introdúcelo en el microondas a 750 W, durante 1 minuto y medio, en golpes de 30 segundos, hasta que quede líquido.
2. Mezcla el chocolate fundido con la crema de frutos secos y ¡listo!

¿QUIÉN PUEDE TOMAR LA NOCISANA?

- ¿Diabéticos? ¡Sí!, pueden tomarla los diabéticos porque no tiene azúcares, solo los del chocolate >85% de cacao (hazte a la idea de que 4 onzas o 40 g de chocolate tienen unos 6 g de azúcar; contando con que no vas a comerte la receta entera, ni mucho menos, una ración tendría **menos** de 1 g de azúcar). Si encima utilizas un chocolate con un 90% de cacao, tendrá la mitad de azúcares.
- El resto son grasas buenas (aceite + cacao + frutos secos), que sacian mucho y además son necesarias para el cerebro, las hormonas y las bacterias intestinales.
- La cantidad ideal es no comer más que una cucharada al día.

Salsa de tomate

🫙 **45 raciones**

⏱ **15 minutos**

Ingredientes

350 g de tomate triturado natural

2 dientes de ajo (8 g)

albahaca y orégano

una pizca de bicarbonato

1 cucharada de aceite de oliva virgen extra (9 g)

sal

Preparación

1. Añade el tomate triturado en un recipiente apto para microondas.
2. Pela el ajo y agrégalo entero al tomate junto con la albahaca, el bicarbonato, el orégano, el aceite de oliva virgen extra y la sal.
3. Cocina a máxima potencia en el microondas (con tapa) durante unos 12 minutos aproximadamente.
4. Tritura la salsa y lista para comer.

....

🌾 Elimina los dientes de ajo de la receta (consultar truco en pág. 66 para sustituirlos).

Información nutricional	por 100 g
Energía	40 kcal
Proteínas	1 g
Hidratos de carbono	3 g
Azúcares	3 g
Grasas	3 g

Conservación:

En un bote de vidrio cerrado en la nevera, 3-4 días.

Se puede congelar en un bote de vidrio bien cerrado. Descongélala 24 horas antes en la nevera.

Las recetas de Blanca

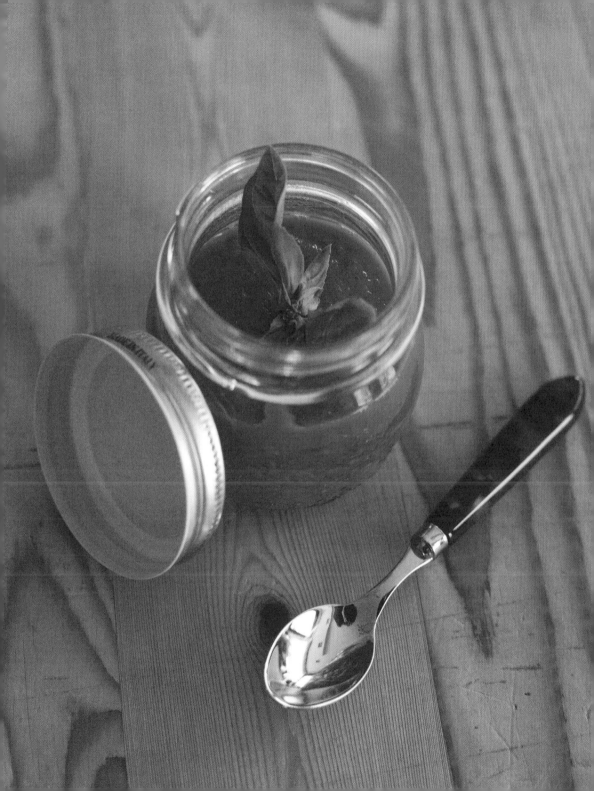

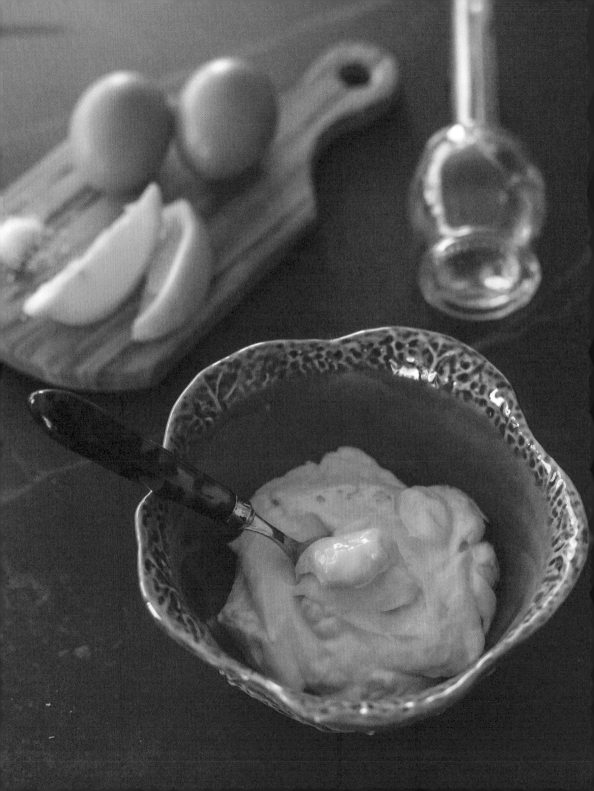

Mayonesa

3-4 personas

5 minutos

Ingredientes

125 ml de aceite de oliva virgen extra (arbequina)
un chorrito más de aceite de oliva virgen extra
   (arbequina)
sal al gusto
1 cucharada de vinagre o limón
1 huevo mediano (50 g), a temperatura ambiente)

Preparación

1. Pon todos los ingredientes en el recipiente, introduce la batidora apagada hasta el fondo y en posición vertical, ponla en marcha y no la levantes hasta que la mayonesa comience a estar ligada.

2. A mitad del proceso, añade otro chorrito más de aceite de oliva virgen extra. Cuando coja textura de mayonesa estará lista y... ¡a comer!

TIPS

Para la mayonesa yo utilizo aceite de oliva virgen extra, variedad arbequina; le aporta un sabor suave y dulce, y además estamos usando un aceite de calidad.

Utiliza un recipiente que no sea mucho más ancho que la batidora.

Información nutricional	por 100 g
Energía	685 kcal
Proteínas	4 g
Hidratos de carbono	0 g
Azúcares	0 g
Grasas	74 g

¿CUÁNTOS HUEVOS SE PUEDEN COMER A LA SEMANA?

Aún seguimos creyendo que el huevo es un alimento poco recomendable para el colesterol por su contenido en grasas saturadas, pero estudios recientes destacan que el mayor consumo de huevos no se puede asociar a un mayor riesgo de contraer una enfermedad cardiovascular; de hecho, el efecto es incluso protector.

Como te contaba en la pág. 68, acerca del tipo de huevos que debemos consumir, la calidad de la dieta de las gallinas es importante porque influirá en el perfil de minerales, vitaminas y ácidos grasos que te van a aportar los huevos.

Aquí va mi recomendación:
- Se pueden comer huevos todos los días (incluso más de 1 al día) dentro de una alimentación variada y equilibrada.
- Evita consumirlos fritos a diario.
- Compra huevos con el código 0 o 1. (ver pág. 68)

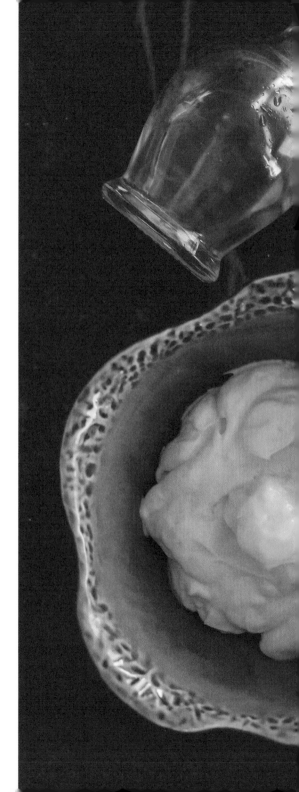

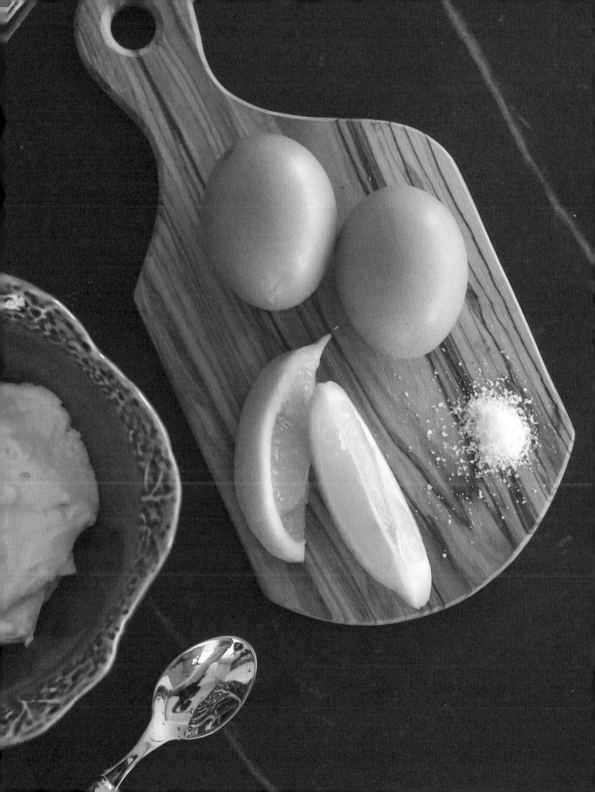

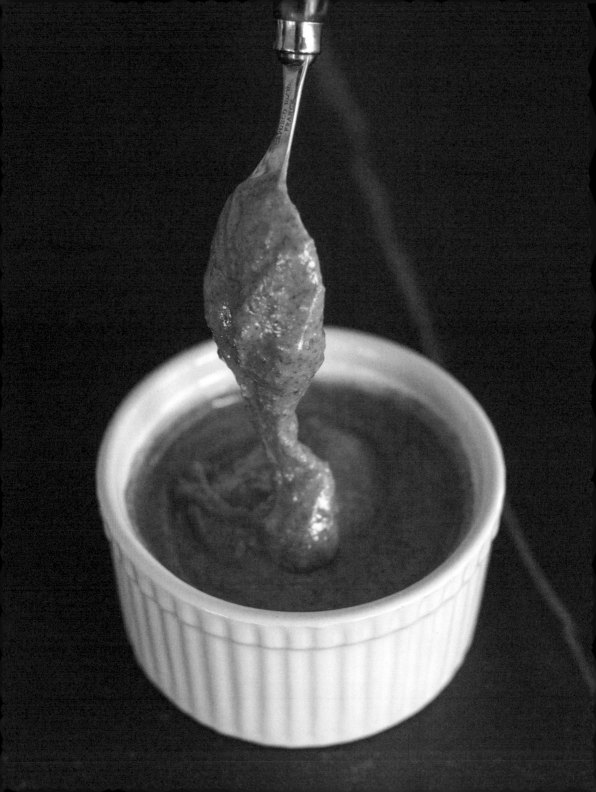

Crema de frutos secos

8-10 raciones

5 minutos

Conservación:
En un tarro de vidrio cerrado en la nevera durará 1 mes o incluso más.

Información nutricional	por 100 g
Energía	587 kcal
Proteínas	25 g
Hidratos de carbono	7 g
Azúcares	2 g
Grasas	49 g

Ingredientes
200 g de cacahuetes naturales o tostados (u otros frutos secos)

Preparación
1. En una batidora potente, añade los frutos secos.
2. Tritura durante unos 5 minutos a máxima potencia o hasta que veas que se hace crema. Ten en cuenta que primero verás que se hace harina y después se hará la crema.
3. Si tu batidora no es muy potente, añade 1 cucharada de aceite de oliva o de coco a la mezcla para ayudar a triturar.

TIP
Si utilizas los frutos secos tostados, el sabor será más intenso. Puedes utilizar la crema de frutos secos para comerla con fruta, untarla en una tostada, agregarla a los yogures, para hacer salsas o hummus, o añadirla en recetas dulces.

¿Sabías que...?

La crema de cacahuete está de moda, pues es fácil de hacer y de encontrar en supermercados. Solo lleva un ingrediente (cacahuete), tiene alta concentración de proteínas y grasas en su composición, es saciante, es muy palatable y es una buena fuente de potasio, zinc o vitamina E, entre otras.

El cacahuete no es un fruto seco, es una leguminosa y, como otras legumbres, contiene antinutrientes como las lectinas (es una forma que tienen las plantas de defenderse ante las amenazas); estos antinutrientes son conocidos porque dificultan la absorción de otros nutrientes.

Una forma de eliminar estos antinutrientes es cocinándolos. En el caso de los de cacahuetes lo ideal sería consumirlos tostados; si, además, se consumen enteros (y no en crema), dejamos sin absorber una parte del alimento, por lo que no se aprovecharía lo bueno, pero tampoco lo malo.

En resumen, si tienes problemas digestivos, no recomiendo que los consumas en ninguna de sus formas, ya que son difíciles de digerir por su alto contenido en grasas y proteínas, que relajan el esfínter del estómago y facilitan el movimiento del reflujo, y por los antinutrientes que hemos comentado antes. Parte de esta grasa también es rica en omega-6 y tiene mucha menos cantidad de omega-3. El omega-6 es un ácido graso esencial, pero es bueno en su justa medida; en exceso puede llegar a ser inflamatorio. Dependiendo del resto de la dieta (si es rica en omega-3 o no), esto te beneficiará o no.

Como siempre, la dosis hace el veneno, por lo que lo ideal sería hacer un consumo moderado, no diario, y a ser posible utilizar una crema de cacahuete tostada. Hay muchas otras cremas de frutos secos (avellana, almendra, etc.) o semillas (sésamo, girasol, etc.) con las que se puede alternar.

¿Cuánto podemos tomar?

Yo diría que lo ideal es elegir cacahuete tostado y, siempre que no tengas problemas digestivos, tomar 1 cucharada como máximo 2-3 veces en semana.

Calorías y aporte nutricional de 100 gramos de la crema de cacahuetes.

Por 100 g serían unas 600 kcal; por 1 cucharada (20 g), unas 120 kcal, unos 6 g de proteína, muy poquito hidrato de carbono y 9 g de grasa aproximadamente.

Para no equivocarte, lo mejor es no abusar de nada y variar lo que comes, o bien consulta con un profesional de la nutrición para ver tu caso concreto.

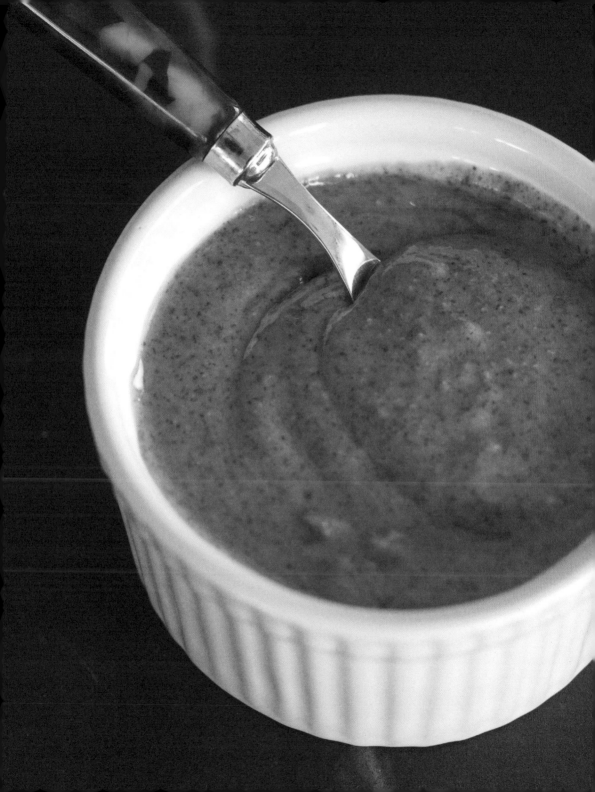

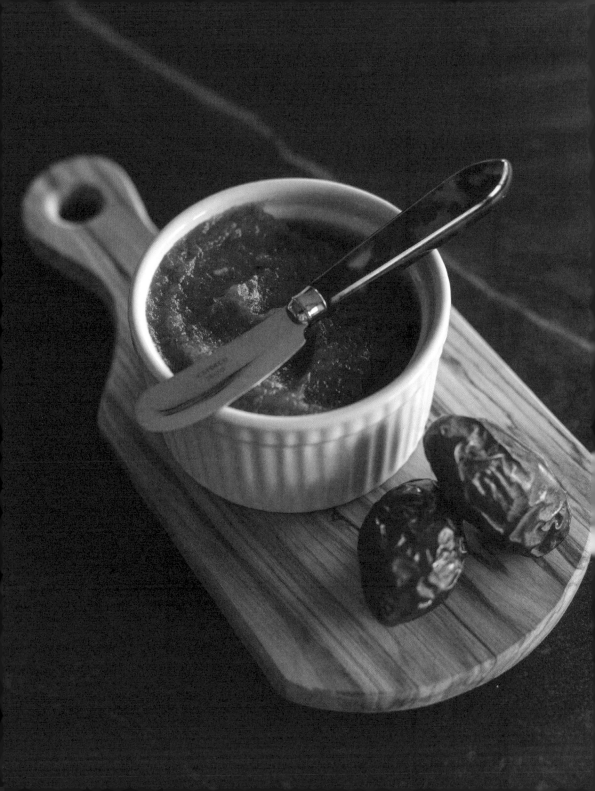

Pasta de dátil casera

 6-8 raciones

 5 minutos

Ingredientes

200 g de dátiles sin hueso

220 g de agua hirviendo

Preparación

1. Pon todos los ingredientes en una batidora.
2. Tritura hasta conseguir una textura cremosa.

Conservación:

En un tarrito de vidrio cerrado en la nevera durará más de 1 mes sin problema.

Información nutricional	por 100 g
Energía	129 kcal
Proteínas	1 g
Hidratos de carbono	30 g
Azúcares	0 g
Grasas	0 g

Patatas no fritas sin horno

👤 **3 personas**

⏱ **20 minutos**

Ingredientes

2 patatas medianas (440 g)

sal, pimienta, cebolla en polvo

1 cucharada de aceite de oliva virgen extra (9 g)

hielo

Preparación

1. Pela, lava y corta las patatas muy finitas (puedes utilizar una mandolina). Es importante que todas tengan el mismo grosor para que se cocinen a la vez.

2. Lava las patatas y ponlas en un recipiente con agua, un poquito de sal y hielo durante 5-10 minutos Después, sécalas muy bien con un trapito.

3. Sobre un papel de horno dispón las patatas en una sola capa; es importante que no se amontonen para que se hagan correctamente, por lo que lo mejor es hacerlas en varias tandas.

4. Con un pincel de silicona unta las patatas con el aceite y añade las especias y la sal al gusto.

5. Introdúcelas en el microondas a 750 W, unos 5-6 minutos aproximadamente, y vigila que no se quemen. Después, dales la vuelta, vuelve a meterlas 1 minuto más por ese otro lado y listo.

....

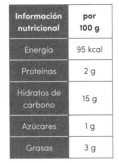 Elimina el ajo en polvo y también la pimienta, si no la toleras.

Información nutricional	por 100 g
Energía	95 kcal
Proteínas	2 g
Hidratos de carbono	15 g
Azúcares	1 g
Grasas	3 g

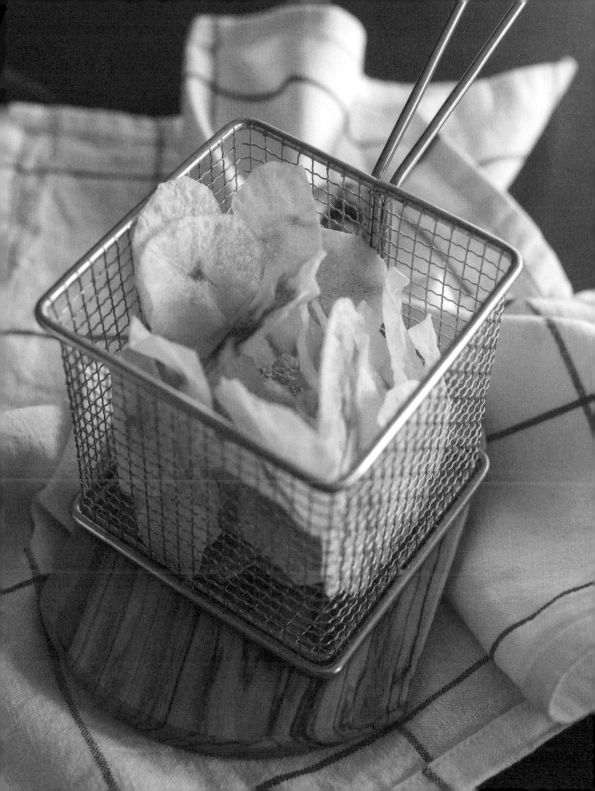

Leyenda

 sin gluten

 sin azúcar

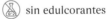 sin edulcorantes

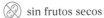 sin frutos secos

sin huevo

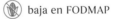 sin lácteos

baja en FODMAP

keto o apta para dieta cetogénica

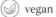 vegan

veggie

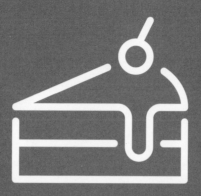

Postres

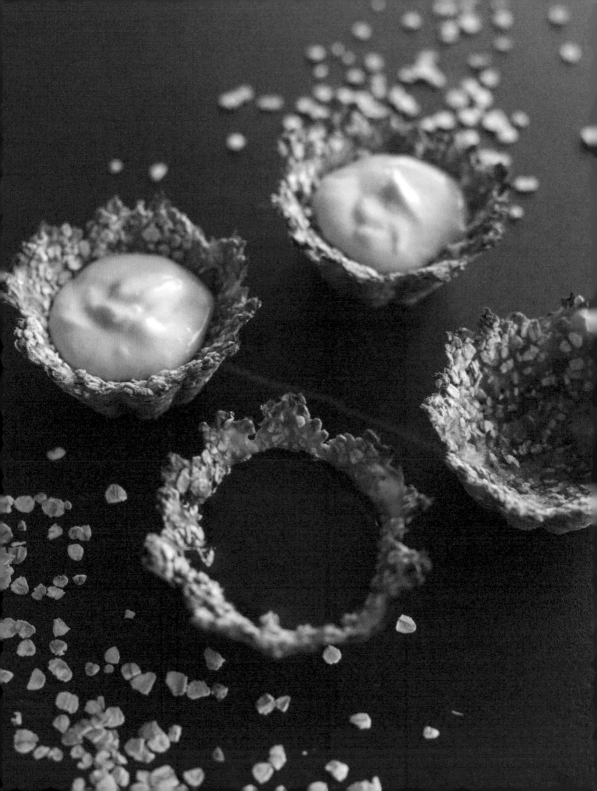

Vasitos de chocolate

 5 vasitos de chocolate

 5 minutos

Ingredientes

1 plátano mediano (150 g)

65 g de copos de avena sin gluten

Relleno 1

½ cucharada de aceite de coco (5 g)

60 g de chocolate negro >85% de cacao

Relleno 2

2 cucharadas de yogur griego o yogur vegetal de coco

2 cucharadas de crema de anacardos u otro fruto seco o semillas

Preparación

1. Precalienta el horno a 180 °C con calor arriba y abajo.
2. Aplasta el plátano con un tenedor y mézclalo en un bol con los copos de avena.
3. En un molde de magdalenas (de silicona, para poder desmoldar mejor) añade la mezcla con una cuchara rellenando los moldes solo por las paredes, de forma que quede como un cuenco o vasito.
4. Introduce en el horno 20 minutos aproximadamente o hasta que los veas doraditos.
5. Saca el molde del horno y desmolda en frío.

Para el relleno 1

1. Derrite el chocolate y el aceite en el microondas durante 1 minuto y medio a 750 W. Hazlo en golpes de 30 segundos.
2. Después rellena el vasito con el chocolate líquido.

Conservación:
En la nevera, en un táper de vidrio cerrado, durante 2-4 días.

Para el relleno 2

1. Mezcla el yogur con la crema de frutos secos y rellena el vasito.
2. Mételos en la nevera, unos 20-30 minutos mínimo, para que el relleno se endurezca y ¡listos para comer!

SUSTITUTOS

- Puedes cambiar el plátano por 1 manzana asada o por 1 huevo.
- Sin fruta: puedes sustituir el plátano por huevo.
- Los copos de avena pueden cambiarse por harina de arroz, de sarraceno, de almendra...

Relleno 1

Información nutricional	Energía	Proteínas	Hidratos de carbono	Azúcares	Grasas
por 100 g	311 kcal	8 g	31 g	11 g	17 g

Relleno 2

Información nutricional	Energía	Proteínas	Hidratos de carbono	Azúcares	Grasas
por 100 g	257 kcal	9 g	26 g	8 g	12 g

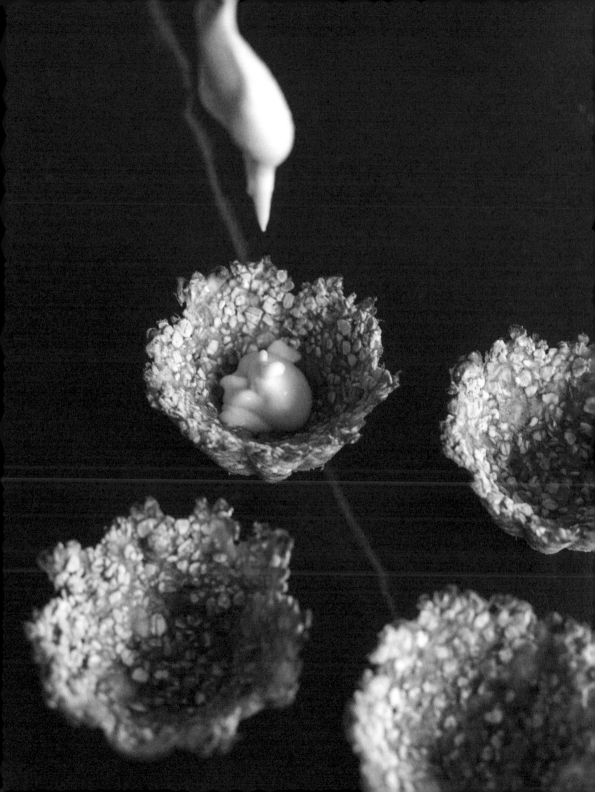

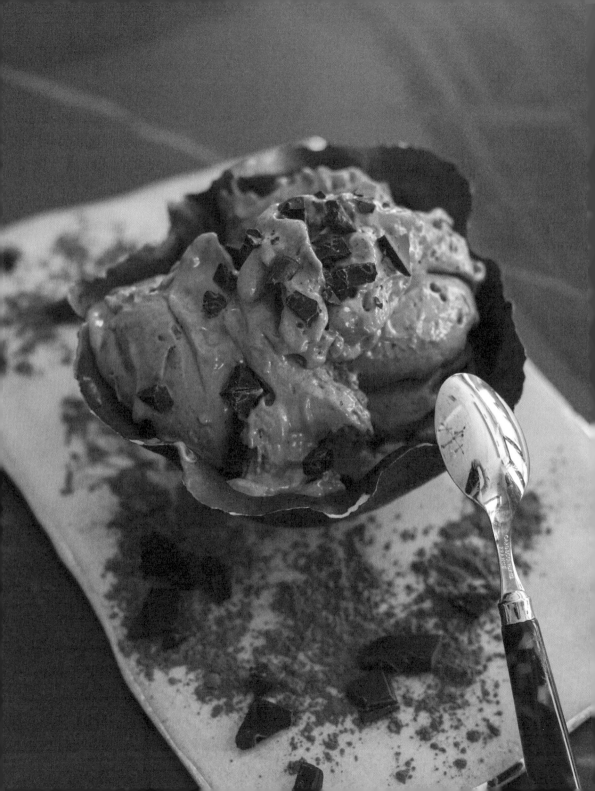

Helado de chocolate

2 personas

5 minutos

Ingredientes
3 plátanos medianos (450 g)
15 g de cacao puro

Topping
pistachos picados o cualquier fruto seco
frambuesas
5 g de chocolate negro >85% de cacao en trocitos
coco

Preparación
1. Pela los plátanos, córtalos en rodajitas y congélalos (unas 4 horas).
2. En una batidora potente, añade los plátanos y el cacao puro, y tritura todo junto hasta que quede una textura cremosa. Si tu batidora no es muy potente, deja que se descongelen los plátanos durante 10 minutos o añádeles un chorrito de agua.
3. Añade el *topping* elegido por encima y, ¡a comer!

Cubrir con fruta o chocolate negro sin trazas de frutos secos.

Información nutricional	por 100 g
Energía	117 kcal
Proteínas	2 g
Hidratos de carbono	21 g
Azúcares	16 g
Grasas	2 g

Chocolate con frutos secos

 10 raciones

 1 hora y 10 minutos aprox.

Conservación:
En nevera aguanta muchos días, 15 o más.

Ingredientes
100 g de chocolate negro >85% de cacao
1 cucharada de aceite de coco (9 g)
dos puñados de avellanas u otro fruto seco (40 g)
40 g de crema de avellanas u otro fruto seco

Preparación
1. Pon en un bol la tableta de chocolate y el aceite de coco. Derrite el chocolate y el aceite en el microondas, 1 minuto y medio a 750 W. Hazlo en golpes de 30 segundos.
2. Introduce en un bol el chocolate líquido, un puñado de avellanas trituradas, otro puñado más de avellanas enteras y la crema de frutos secos elegida, y revuelve.
3. Añade la mezcla a un molde de silicona, para que no se pegue, y puedes ponerle por encima más frutos secos o lo que quieras.
4. Introdúcelo en la nevera y espera 1 hora a que endurezca.

Información nutricional	por 100 g
Energía	585 kcal
Proteínas	12 g
Hidratos de carbono	16 g
Azúcares	9 g
Grasas	54 g

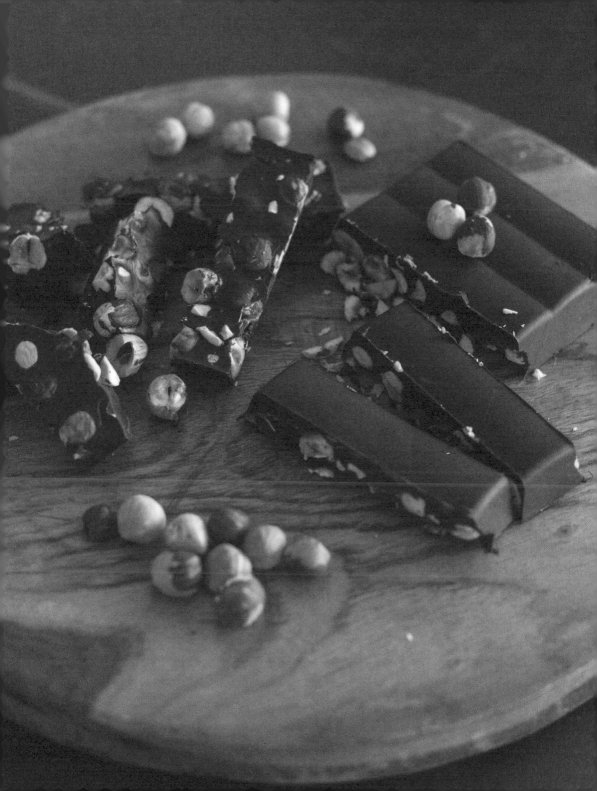

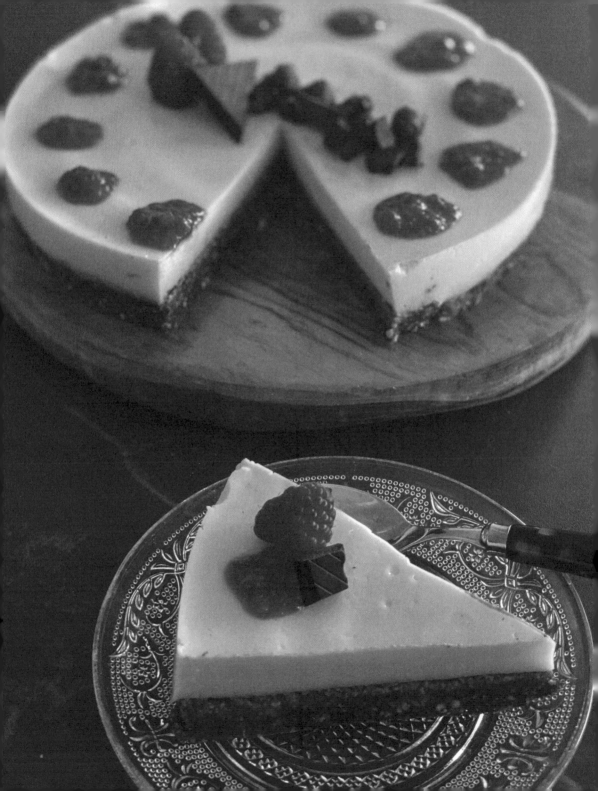

Tarta de limón sin horno

 10 raciones

 25 minutos

Ingredientes para la base

360 g de dátiles deshuesados

360 g de avellanas

15 g de cacao puro en polvo

Ingredientes para la crema de limón

5 huevos medianos (250 g)

1 vaso de zumo de limón (175 g)

ralladura de 1 limón o naranja

40 g de aceite de coco (como endulzante y espesante)

4 láminas de gelatina neutra o agar agar

***Topping* (opcional)**

100 g de frambuesas

frutos secos

10 g de chocolate negro >85% de cacao

Preparación

1. Tritura todos los ingredientes de la base, añádelos a un molde de 23 cm de diámetro y reparte la mezcla aplastando con la mano de forma que quede bien compacta. Introdúcela en la nevera.
2. Mientras tanto, en un bol añade los huevos, el zumo de limón, la ralladura de limón y el aceite de coco, y mézclalo todo.
3. Calienta la mezcla al baño María para que comience a tomar densidad. Una vez que empiece a coger cuerpo, apártalo del fuego y cuélalo para conseguir una textura fina. Reserva la mezcla.

Información nutricional	por 100 g
Energía	331 kcal
Proteínas	7 g
Hidratos de carbono	22 g
Azúcares	21 g
Grasas	23 g

4. Pon las láminas de gelatina en agua fría, para hidratar, durante 5 minutos aproximadamente.

5. Agrega las láminas de gelatina hidratadas en la mezcla de la crema de limón (todavía caliente) y remueve hasta que se deshagan por completo.

6. Saca el molde de la nevera, añade la crema de limón por encima y los *toppings* elegidos, y vuelve a refrigerar durante al menos 3 o 4 h.

Prepara la base de la tarta con 190 g copos de avena y 2 plátanos. Mezcla todo junto hasta que quede una masa compacta y repártela en el molde. Introdúcelo en la nevera y sigue los demás pasos de la receta.

TIP

Si no tienes un molde desmontable, puedes poner un papel de horno sobre tu molde para desmoldar después con facilidad.

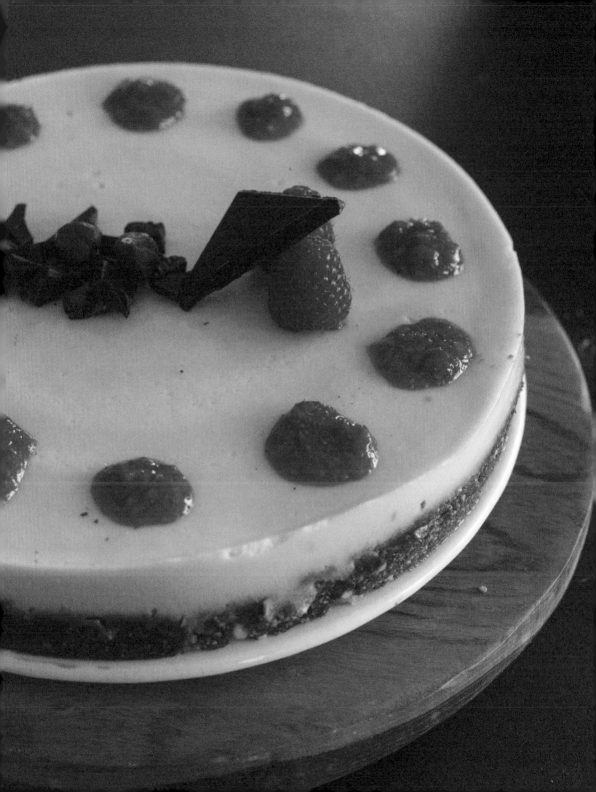

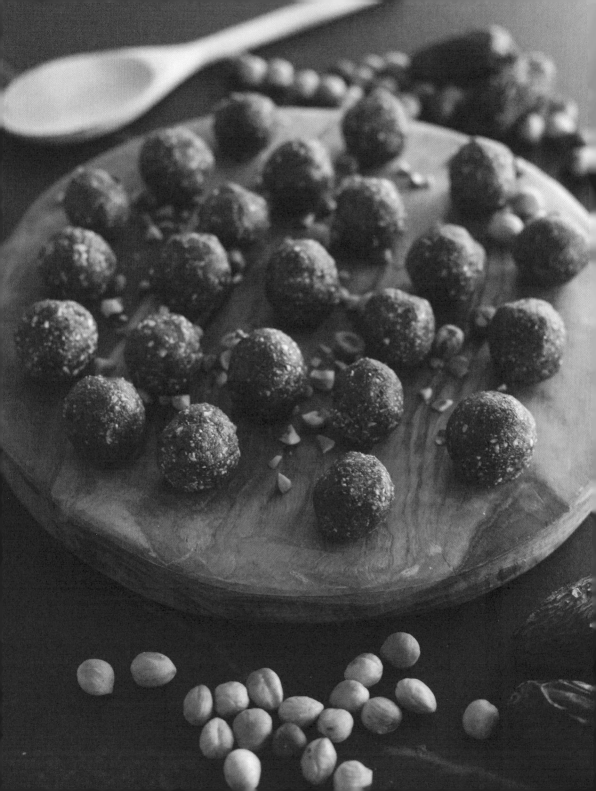

Minibombas de chocolate

4-5 raciones

5-10 minutos

Ingredientes

200 g de dátiles deshuesados

200 g de avellanas

15 g de cacao puro en polvo

8 g de almendra molida (u otro fruto seco o semillas
o coco)

Preparación

1. Tritura todos los ingredientes.
2. Forma bolitas y listas para comer.

Información nutricional	por 100 g
Energía	475 kcal
Proteínas	9 g
Hidratos de carbono	36 g
Azúcares	34 g
Grasas	31 g

Helado bombón

 4 helados

 5 minutos

Ingredientes

dos puñados de frambuesas (40 g)

2 plátanos medianos (300 g)

Cobertura (opcional)

25 g de chocolate negro >85% de cacao

½ cucharada de aceite de coco (5 g)

un puñadito de avellanas o pistachos (u otro fruto seco), para decorar

crema de frutos secos

Preparación

1. Tritura las frutas elegidas.
2. Vierte la mezcla en el molde, introdúcelo en el congelador y espera unas 4 horas.
3. Trocea los frutos secos.
4. Para la cobertura, derrite el chocolate y el aceite en el microondas durante 1 minuto y medio a 750 W. Hazlo en golpes de 30 segundos.
5. Sumerge el helado congelado en el chocolate fundido, añade los frutos secos, espera 30 segundos a que endurezca y... ¡a comer!

 Prescindir de la cobertura de frutos secos y dejar solamente el chocolate negro sin trazas de frutos secos. Se pueden añadir trocitos de frambuesa o coco por encima.

TIP

Para que el helado esté cremoso solo tienes que dejar que se temple unos 12 minutos después de sacarlo del congelador. Así perderá completamente el hielo y quedará como el de la foto.

Información nutricional	por 100 g
Energía	145 kcal
Proteínas	2 g
Hidratos de carbono	18 g
Azúcares	15 g
Grasas	7 g

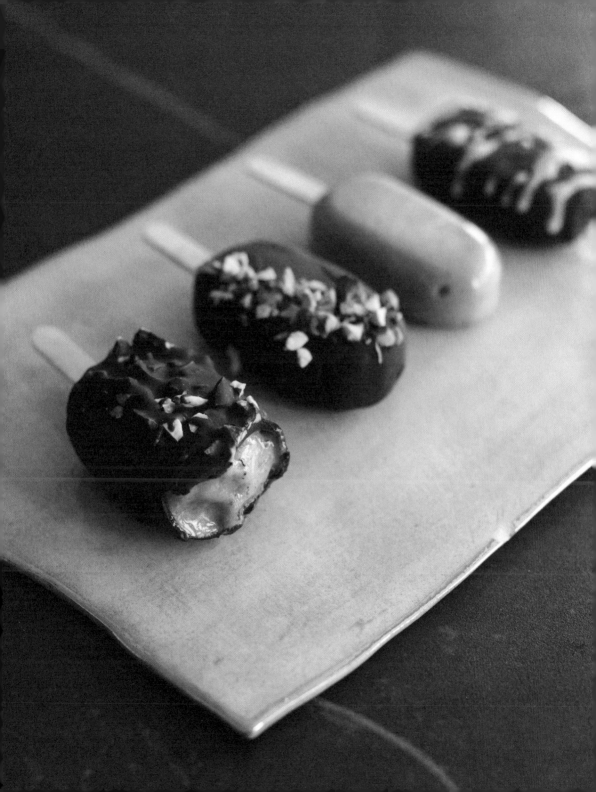

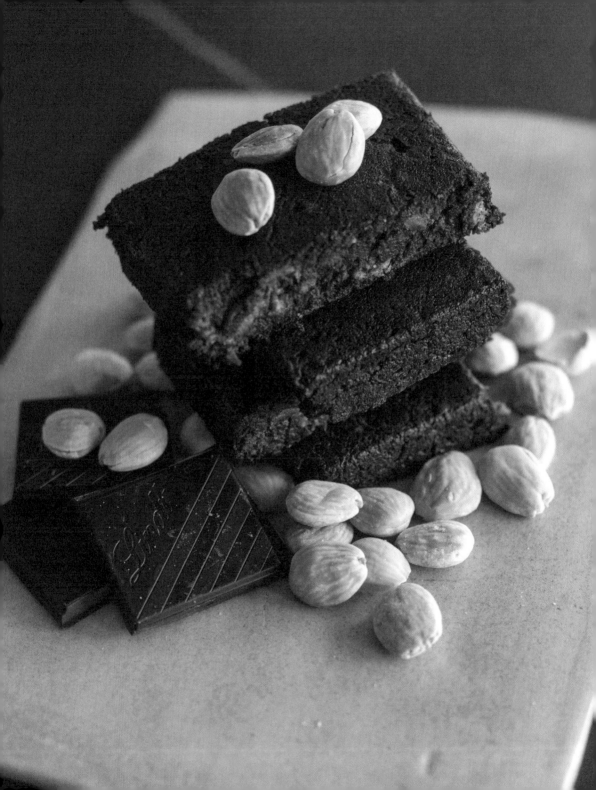

Brownie vegano

4-5 raciones

25 minutos

Ingredientes

150 g de crema de almendras

185 g de manzana asada

30 g de chocolate negro >85% de cacao

½ cucharada de aceite de coco o de oliva (5 g)

Preparación

1. Precalienta el horno a 180 °C con calor arriba y abajo.
2. Tritura los frutos secos hasta que se hagan crema (si no has utilizado la crema de frutos secos ya hecha).
3. Pela y corta la manzana en trocitos y ponla en un plato (sin tapar); introdúcela en el microondas, sin tapar, durante 2 minutos a 750 W.
4. Derrite el chocolate y el aceite en el microondas durante 1 minuto y medio a 750 W. Hazlo en golpes de 30 segundos.
5. Mézclalo todo.
6. Pon un papel de horno sobre un molde de bizcocho para que no se quede pegada al molde, pues la mezcla es pegajosa, y hornea durante 15-20 minutos a 180 °C.

Opción con cobertura de chocolate

7. Derrite un ¼ de cucharadita de aceite de coco o de oliva con 10 g de chocolate con un 85% o 92% de cacao en el microondas durante 1 minuto a 750 W, y ¡listo!

....

Reemplaza la crema de almendras por una a base de otro fruto seco o semilla al que no tengas alergia. O cámbiala por plátano maduro.

En lugar de la manzana asada usa un plátano maduro o zanahoria asada.

Información nutricional	por 100 g
Energía	301 kcal
Proteínas	8 g
Hidratos de carbono	13 g
Azúcares	5 g
Grasas	23 g

Huesitos

2 raciones

Tiempo activo
5 minutos
Tiempo total
20 minutos

Ingredientes

3 tostas de pan sarraceno sin gluten
40 g de crema de almendras

Cobertura

1 cucharadita de aceite de coco (2 g)
15 g de chocolate negro >85% de cacao
10 g de avellanas u otro fruto seco

Preparación

1. Pon una tosta en un plato y extiende 1 cucharada de crema de frutos secos por encima.
2. Cúbrela con otra tosta y vuelve a añadir otra cucharada de crema de frutos secos. Añade otra tosta más por encima e introdúcelo en la nevera mientras derrites el chocolate.
3. Para la cobertura: derrite el chocolate y el aceite en el microondas durante 1 minuto y medio a 750 W. Hazlo en golpes de 30 segundos.
4. Báñalo en el chocolate y añade unos frutos secos triturados si quieres (te recomiendo que pongas debajo un papel de horno para que al enfriar no queden pegados al plato donde los pongas).
5. Introdúcelo un rato en la nevera y listo.

....

Si tienes alergia a los frutos secos, puedes cambiarlos por 1 plátano aplastado.

Para receta keto, sustituir el pan tipo sarraceno por los crackers de almendra (véase pág. 226).

Información nutricional	por 100 g
Energía	489 kcal
Proteínas	14 g
Hidratos de carbono	43 g
Azúcares	2 g
Grasas	27 g

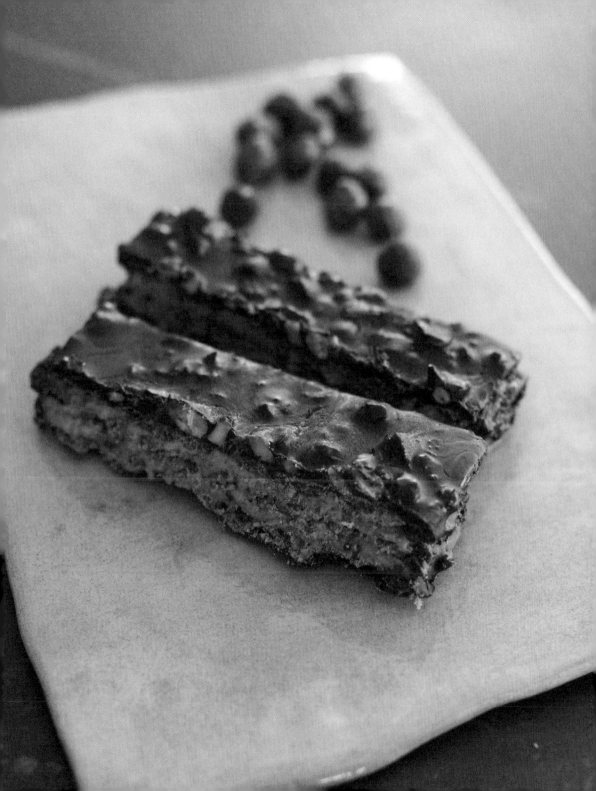

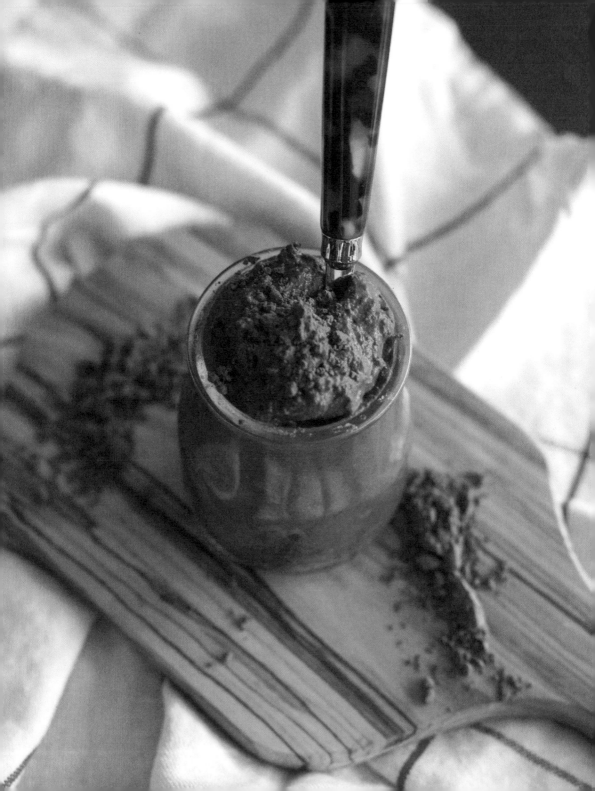

Mousse de caqui

Ingredientes

15 g de chocolate negro >85% de cacao
1 cucharadita de aceite de coco (2 g)
1 caqui maduro
un puñadito de avellanas (20 g)
15 g de cacao puro en polvo o algarroba en polvo

Preparación

1. Derrite el chocolate con el aceite de coco durante 2 minutos en el microondas a 750 W, en golpes de 30 segundos, hasta que quede líquido.
2. Pela y corta el caqui en trozos.
3. Pica las avellanas en un mortero reservando algunas pocas enteras.
4. Tritura todos los ingredientes en una batidora eléctrica.
5. Mete la mezcla en un bol y espolvorea cacao puro por encima y unas avellanas.
6. Introduce el bol en la nevera y déjalo 10-20 minutos para que gelatinice aún más (también se puede meter en el congelador un rato).

Información nutricional	por 100 g
Energía	150 kcal
Proteínas	3 g
Hidratos de carbono	14 g
Azúcares	1 g
Grasas	8 g

Bombones de almendra y naranja

 8 unidades

 15 minutos

Ingredientes

25 g de almendras

25 g de chocolate negro >85% de cacao

½ cucharada de aceite de coco (5 g)

ralladura de naranja (opcional)

Preparación

1. Pon en un bol el chocolate con el aceite de coco y fúndelo en el microondas a 750 W durante 1 minuto y medio, en golpes de 30 segundos. Remueve bien hasta que quede líquido.

2. Cubre un plato con papel de horno y haz montañitas con el chocolate líquido y las almendras bañadas en él, y ralladura de naranja por encima. Es importante poner el papel de horno para que luego se puedan despegar correctamente.

3. Introdúcelo en la nevera o congelador durante un ratito para que endurezca el chocolate.

 Sustituye las almendras por otros frutos secos.

Información nutricional	por 100 g
Energía	599 kcal
Proteínas	14 g
Hidratos de carbono	11 g
Azúcares	9 g
Grasas	55 g

Las recetas de Blanca

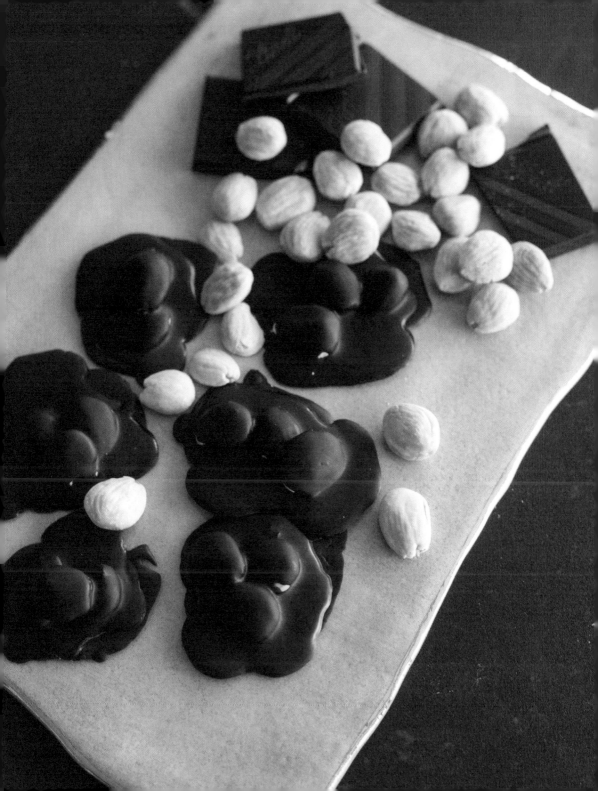

Los menús

MENÚ SANO

LUNES	MARTES	MIÉRCOLES	JUEVES	VIERNES	SÁBADO	DOMINGO
DESAYUNO						
Café o té o infusión Pan integral + mantequilla o crema de frutos secos y frambuesas y arándanos aplastados	Café o té o infusión Pudín de chía (pág. 74)	Café o té o infusión Pan integral con aguacate, anchoas o sardinas y queso fresco 1 fruta	Café o té o infusión Huevos revueltos (2 huevos) con jamón ibérico y queso fresco 1 fruta	Café o té o infusión Porridge de quinoa (pág. 95) con fruta	Café o té o infusión Tortitas de avena (pág. 73) con fruta	Crackers de almendras (pág. 226) con lacón ibérico y aguacate
COMIDA						
Rollito de calabacín relleno de aguacate, tomate, canónigos y bonito	Judías verdes con pimentón y garbanzos (pág. 140) Filete de pavo	Berenjena a la plancha Tortilla de boniato (pág. 175)	Ensaladilla rusa (pág. 204) Lubina a la sal (pág. 187)	Espárragos verdes con setas Salmón a la plancha y gazpacho	Lentejas (pág. 127) con huevo duro	Rollitos de berenjena (pág. 161)
CENA						
Pisto de verduras (pág. 212) Sardinas y queso fresco de cabra	Crema de verduras Pizza con base de calabacín (pág. 151)	Sopa de verduras (pág. 135) con huevo cocido	Torres de calabacín (pág. 191)	Canelones de puerro (pág. 184)	Sticks de boniato (pág. 123) Pollo o ternera a la plancha	Alcachofas al horno (pág. 164) Mejillones al vapor

MENÚ BAJO EN FODMAP

LUNES	MARTES	MIÉRCOLES	JUEVES	VIERNES	SÁBADO	DOMINGO
DESAYUNO						
Café o té o infusión Pan masa madre + crema de pipas de girasol y frambuesas aplastadas	Café o té o infusión Pudín de chía (pág. 74)	Café o té o infusión Gofres salados de calabacín (pág. 199) + ½plátano verde y chocolate >85% de cacao	Café o té o infusión Huevos revueltos (2 huevos) con jamón ibérico y queso fresco 1 fruta	Café o té o infusión Porridge de quinoa (pág. 95)	Café o té o infusión Tortitas de avena (pág. 73) con crema de frutos secos	Crackers de almendras (pág. 226) con lacón ibérico y tomate rallado con aceite de oliva virgen extra
COMIDA						
Rollito de calabacín relleno de aguacate,* tomate, canónigos, atún	Judías verdes con zanahoria Filete de pavo o ternera con tomate aliñado	Crema de verduras Tortilla de patata cocida	Acelgas con batata cocida Dorada al horno	Crema de verduras Torres de calabacín (pág. 191)	Pizza de avena (pág. 183) Canónigos y tomates cherry con aceite de oliva virgen extra y orégano	Quinoa con zanahoria, judías verdes, huevo y pipas de girasol
CENA						
Pisto de verduras aptas FODMAP Sardinas y queso fresco de cabra	Crema de verduras Pizza con base calabacín (pág. 151)	Sopa de verduras aptas para FODMAP Filetes de merluza a la plancha con especias al gusto	Gofres salados de calabacín (pág. 199) con jamón ibérico y tomate rallado	Caldo de huesos (pág. 136) con verduras aptas FODMAP y pollo	Sticks de boniato (pág. 123) Berberechos y queso (40 g)	Endibias aliñadas Mejillones al vapor

*Puedes ver más trucos en la pág. 160.

*Lista de alimentos altos en FODMAP y cantidades en pág. 277.

Las recetas de Blanca

MENÚ VEGGIE

	LUNES	MARTES	MIÉRCOLES	JUEVES	VIERNES	SÁBADO	DOMINGO
DESAYUNO	Café o té o infusión Pan integral + crema de frutos secos y frambuesas y arándanos aplastados 1 fruta	Café o té o infusión Pudín de chía (pág. 74)	Café o té o infusión Pan integral con aguacate, pipas de girasol y cáñamo y aceite de oliva virgen extra	Café o té o infusión Mug cake sin horno (pág. 83) 1 fruta	Café o té o infusión Porridge de quinoa (pág. 95) con fruta	Café o té o infusión Tortitas de avena (pág. 73) con fruta	Crackers de almendras (pág. 226) con crema de frutos secos y plátano con canela
COMIDA	Rollito de calabacín relleno de aguacate, tomate, canónigos, lentejas cocidas	Judías verdes con pimentón y garbanzos (pág. 140) Ensalada de lombarda, rúcula y pipas de girasol	Berenjena a la plancha Tortilla de boniato (pág. 175)	Quinoa con verduras (pág. 159) y guisantes	Espárragos verdes con setas Tortas de queso (pág. 119)	Ensalada de canónigos, pasas y manzana Minitortillas de patata sin huevo (pág. 216)	Ratatouille de verduras (pág. 167) Gofres salados de calabacín (pág. 199)
CENA	Pisto de verdura (pág. 212) Tofu a la plancha	Crema de verduras Pizza con base de calabacín (pág. 151)	Sopa de verduras (pág. 135) con huevo cocido	Coliflor gratinada con bechamel de calabacín (pág. 156)	Torres de calabacín (pág. 191)	Sticks de boniato (pág. 123) Hummus de calabacín (pág. 105) con crudités de zanahoria	Alcachofas al horno (pág. 164) Habas a la plancha

Tabla de alimentos para dieta baja en FODMAP

Hay alimentos que, aunque sean bajos en FODMAP, pueden empeorar síntomas gastrointestinales y por ello puede experimentarse una mala tolerancia a ellos. Por ejemplo, podría suceder con alimentos fermentados (u otros no fermentados) que, aunque sean bajos en FODMAP, pueden generar hinchazón, gases o digestiones pesadas, como, por ejemplo, el vinagre, la salsa de soja, el alcohol o, incluso, la ingesta de pimiento o berenjena.

- Ten en cuenta también que la acumulación de varios alimentos con contenido medio en FODMAP podría causar problemas gastrointestinales.
- Una dieta baja en FODMAP no debería seguirse durante más de 6-8 semanas y siempre con una reintroducción pautada con ayuda de un dietista-nutricionista para conseguir los resultados esperados.

- Recuerda que como las intolerancias son dosis y persona dependientes, puede ser que algunas personas que están llevando a cabo una dieta baja en FODMAP puedan comer unos alimentos o cantidades concretos y que no les generen problemas y, sin embargo, otras personas no sean capaces de tolerar en absoluto ese mismo alimento. De ahí el éxito de personalizar siempre la alimentación y más en los casos de intolerancias.

Las intolerancias a ciertos alimentos dependen de cada persona; es por ello que deben personalizarse las dietas.

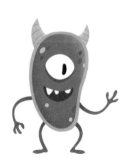
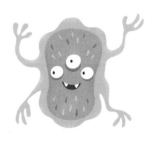

TABLA DE ALIMENTOS PARA DIETA BAJA EN FODMAP		
ALTO CONTENIDO EN FODMAP	CONTENIDO MEDIO EN FODMAP	BAJO CONTENIDO EN FODMAP
Cereales, pseudocereales y sus derivados (harina, panes y pasta...)		
Trigo (pan, pasta, harina) Cebada Centeno Arroz integral Kamut Espelta Cuscús Amaranto Bulgur Cereales de desayuno, muesli, galletas, bollería		Arroz basmati cocido 190 g (1 taza) Quinoa cocida 155 g (1 taza) Harina de arroz, trigo sarraceno, teff, quinoa, sorgo, maíz 100 g (⅔ de taza) Grano de trigo sarraceno 27 g Copos de avena 52 g (½ taza) Arroz inflado 15 g (½ taza)
Legumbres		
Alubias/frijoles Garbanzos Guisantes Habas Leche y yogur de soja, tofu sedoso (silken)	Lentejas rojas cocidas 23 g (¼ de taza) Garbanzos en conserva (½ taza enjuagados)	Lentejas en conserva 45 g (½ taza) Tofu firme 160 g (⅔ de taza escurrido) Edamame (habas de soja congeladas) 90 g
Frutos secos y semillas		
Anacardos Pistachos	Almendra (máx. 10) Avellana (máx. 10) Semillas de chía (2 cucharadas) Semillas de lino (1 cucharada) Cacahuetes (32 unidades, véase pág 238)	Nuez (5 nueces) Nuez de Brasil (10 nueces) Nuez de Macadamia (20 nueces) Pipas de calabaza (2 cucharadas) Pipas de girasol (2 cucharaditas) Piñones (1 cucharada) Semilla de sésamo (1 cucharada) Anacardo activado (en remojo) (10 anacardos) Castañas hervidas (20 castañas) Castañas asadas (10 castañas)

Las recetas de Blanca

TABLA DE ALIMENTOS PARA DIETA BAJA EN FODMAP		
ALTO CONTENIDO EN FODMAP	CONTENIDO MEDIO EN FODMAP	BAJO CONTENIDO EN FODMAP
Vegetales		
Ajo Alcachofa Apio Coliflor Cebolla Coles de Bruselas Coliflor Espárragos Remolacha Setas y champiñones Maíz dulce Tomate seco Puerro	Berenjena 75 g (¾ de taza) Repollo 75 g (¾ de taza) Brócoli 75 g (¾ de taza) Lechuga 75 g (¾ de taza) Calabaza 75 g (¾ de taza) Pimiento verde 52 g Pimiento rojo 75 g Yuca (1 mediana) Boniato (⅓ de unidad, 75 g) Almidón de tapioca, patata 100 g (⅔ de taza)	Endivia (4 hojas) Judías verdes 75 g (¾ de taza) Tomate (1 mediano) Rábano (4 unidades) Acelgas (150-200 g) Brotes verdes (80-100 g) Pepino 75 g (¾ de taza) Zanahorias (1 mediana) Canónigos (80-100 g) Rúcula 75 g (¾ de taza) Nabo (½ unidad) Verduras de hoja verde (100-150 g) Calabacín (½ taza) Cebolleta (solo la parte verde, la blanca no) Aceitunas 60 g (½ taza) Patata (1 patata, 100 g) Batata (1 mediana)
Lácteos		
Leche de vaca/cabra/oveja Leche condensada Yogures de vaca Yogures de sabores, desnatados, de soja, para beber Cuajada Helados, natillas o postres lácteos	Yogur sin lactosa (125 g) Yogur de cabra u oveja (ver tolerancia)	40 g de queso fresco, de cabra, manchego, feta, havarti, parmesano, ricotta, quark
Sustitutos lácteos		
Bebida de soja Bebidas vegetales edulcoradas Yogures vegetales edulcorados Yogur de soja		Yogur vegetal de coco (1 vaso) Bebida de almendra (1 vaso) Bebida de arroz (1 vaso) Bebida de avena (1 vaso) Bebida de quinoa (1 vaso) Bebida de cáñamo (1 vaso)

TABLE DE ALIMENTOS PARA DIETA BAJA EN FODMAP		
ALTO CONTENIDO EN FODMAP	CONTENIDO MEDIO EN FODMAP	BAJO CONTENIDO EN FODMAP
Frutas y frutas deshidratadas		
Plátano maduro Manzana Pera Melocotón Membrillo Sandía Albaricoque Cerezas Ciruelas Mango Moras y zarzamoras Nectarina Paraguayos Chirimoyas Caquis Persimón Grosellas Brevas e higos Frutas deshidratadas Dátiles	Plátano verde (1 mediano) Aguacate 30 g	Papaya 140 g 10 fresas medianas 25-30 frambuesas 10 arándanos Melón cantalupo 120 g Melón verde 90 g Uvas 150 g Zumo de limón Piña 140 g Kiwi (2 unidades) Pomelo (1 mediano) Granada 45 g Coco 64 g 1 naranja 2 mandarinas
Carnes		
Carnes procesadas Carnes crudas (pueden empeorar síntomas gastrointestinales)		Cerdo (partes magras) Cordero (partes magras) Ternera (partes magras) Codorniz Conejo Pato Pavo Perdiz Pollo
Huevos		
		Huevo fresco sin procesar (huevo duro, tortilla, etc.)

TABLA DE ALIMENTOS PARA DIETA BAJA EN FODMAP		
ALTO CONTENIDO EN FODMAP	CONTENIDO MEDIO EN FODMAP	BAJO CONTENIDO EN FODMAP
Embutidos y derivados		
No mencionados en tolerados		Jamón serrano Pavo cocido Jamón asado Cecina
Condimentos, especias y hierbas aromáticas (con moderación, probar tolerancia)		
Vinagre de Módena Salsa de soja o tamari (no recomendada por ser de difícil digestión) Ajo en polvo Cebolla en polvo		Albahaca Cebollino Cardamomo Canela Cilantro Jengibre rallado (máx. 1 cc) Limoncillo (1 rama) Laurel (1 hoja) Nuez moscada Orégano Mejorana Perejil Romero Tomillo Menta Paprika Pimentón (máx. 1 cc) Anís de estrella (máx. 1 cc) Azafrán (máx. 1 cc) Clavo (máx. 1 cc) Comino (máx. 1 cc) Cúrcuma (máx. 1 cc) Curry (máx. 1 cc) Mostaza (máx. 1 cc) Pimienta (máx. 1 cc) Aceite infusionado con ajo

TABLA DE ALIMENTOS PARA DIETA BAJA EN FODMAP		
ALTO CONTENIDO EN FODMAP	CONTENIDO MEDIO EN FODMAP	BAJO CONTENIDO EN FODMAP
Edulcorantes		
Todos menos los mencionados en tolerados Sorbitol (E-420) Jarabe de sorbitol (E-420ii) Jarabe de maltitol (E-965ii) Xilitol (E-967) Manitol (E-421) Lactitol (E-966) Isomaltosa (E-953) Maltitol (E-965) Sirope de agave Miel Inulina Fructosa Azúcar de coco Algarroba Panela Nistosa Kestosa Oligofructosa Fructooligosacáridos		Aunque son bajos en FODMAP, no recomiendo utilizarlos, solo en casos excepcionales Stevia en polvo (1 cdta.) Esencia de vainilla (1 cda.) Eritritol (E-968) Sirope de arroz (1 cda.) 40 g de azúcar blanco, moreno, sin refinar, sirope de arce
Pescados, mariscos y moluscos		
Pescados crudos: Sushi Pescados procesados: Surimi, gulas	Salmón ahumado y ahumados en general	Todos
Grasas		
Margarinas Se recomiendan técnicas culinarias como el vapor, la plancha, hervidos, el horno		Aceite de oliva virgen extra Mantequilla (1 cda.) Aceite de coco (prensado en frío)

TABLA DE ALIMENTOS PARA DIETA BAJA EN FODMAP		
ALTO CONTENIDO EN FODMAP	CONTENIDO MEDIO EN FODMAP	BAJO CONTENIDO EN FODMAP
Bebidas		
Cerveza Cerveza sin alcohol Destilados Licores Refrescos Té fermentado como el kukicha Vino dulce Zumos o batidos de fruta caseros y envasados Infusiones: manzanilla, hinojo, Té chai	Kombucha (180 g, no a diario) Infusiones: té negro (180 g) Vino tinto (1 copa, no a diario) Cerveza sin gluten (1 lata, no a diario) Vino blanco o cava (1 copa, no a diario)	Agua Café (1-2 máximo) Infusiones: menta poleo, regaliz, rooibos Té verde, té negro, té blanco
Otros		
Chocolate blanco, con leche o >85% de cacao		Chocolate >85% cacao (80-90 g) Cacao puro (1 cda. al día)

* Los datos de la tabla de alimentos para una dieta baja en FODMAP son adaptados de Monash University.

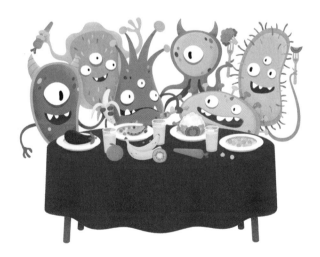

Bibliografía

ALBRACHT-SCHULTE, K., et al., «Systematic Review of Beef Protein Effects on Gut Microbiota: Implications for Health», *Advances in Nutrition*, vol XII, n.º 1 (2020), pp. 102-114, <https://pubmed.ncbi.nlm.nih.gov/32761179/>.

BILLINGSLEY, H. E., et al., «Dietary Fats and Chronic Noncommunicable Diseases», *Nutrients*, vol. X, n.º 10 (2018), <https://pubmed.ncbi.nlm.nih.gov/30274325/>.

DEHGHAN, M., et al., «Association of egg intake with blood lipids, cardiovascular disease, and mortality in 177,000 people in 50 countries», *The American Journal of Clinical Nutrition*, vol. CXI, n.º 4 (2020), pp. 795-803, <https://pubmed.ncbi.nlm.nih.gov/31965140/>.

ECHOUFFO-TCHEUGUI, J. B. y R. S. AHIMA, «Does diet quality or nutrient quantity contribute more to health?», *The Journal of Clinical Investigation*, vol. CXXIX, n.º 10 (2019), pp. 3969-3970, <https://pubmed.ncbi.nlm.nih.gov/31449059/>.

HALL, K. D. y G. JUEN, «Obesity Energetics: Body Weight Regulation and the Effects of Diet Composition», *Gastroenterology*, vol. CLII, n.º 7 (2017), pp. 1718-1727.e3, <https://pubmed.ncbi.nlm.nih.gov/28193517/>.

HEZAVEH, Z. S., et al., «Effect of egg consumption on inflammatory markers: a systematic review and meta-analysis of randomized controlled clinical trials», *Journal of the Science of Food and Agriculture*, vol. XCIX, n.º 15 (2019), pp. 6663-6670, <https://pubmed.ncbi.nlm.nih.gov/31259415/>.

KRITTANAWONG, C., et al., «Association Between Egg Consumption and Risk of Cardiovascular Outcomes: A Systematic Review and Meta-Analysis», *American Journal of Medicine*, vol. CXXXIV, n.º 1 (2021), pp. 76-83.e2, <https://pubmed.ncbi.nlm.nih.gov/32653422/>.

KRITTANAWONG, C., et al., «Association Between Egg Consumption and Risk of Cardiovascular Outcomes: A Systematic Review and Meta-Analysis», *American Journal of Medicine*, vol. CXXXIV, n.º 1 (2021), pp. 76-83.e2, <https://pubmed.ncbi.nlm.nih.gov/32653422/>.

MARVENTANO, S., et al., «Egg consumption and human health: an umbrella review of observational studies», *International Journal of Food Sciences and Nutrition*, vol. LXXI, n.º 3 (2020), pp. 325-331, <https://pubmed.ncbi.nlm.nih.gov/31379223/>.

MONTAGNA, M.ª T., et al., «Chocolate, "Food of the Gods": History, Science, and Human Health», *International Journal of Environmental Research and Public Health*, vol. XVI, n.º 24 (2019), <https://pubmed.ncbi.nlm.nih.gov/31817669/>.

PHAM-HUY, L. A., et al., «Free radicals, antioxidants in disease and health», *International Journal of Biomedical Science*, vol. IV, n.º 2 (2008), pp. 89-96, <https://www.ncbi.nlm.nih.gov/pmc/articles/PMC3614697/>.

PIMPIN, L., et al., «Is Butter Back? A Systematic Review and Meta-Analysis of Butter

Consumption and Risk of Cardiovascular Disease, Diabetes, and Total Mortality», *PloS One*, vol. XI, n.º 6 (2016), <https://pubmed.ncbi.nlm.nih.gov/27355649/>.

POPPITT, S. D., «Cow's Milk and Dairy Consumption: Is There Now Consensus for Cardiometabolic Health?», *Frontiers in Nutrition*, vol. VII (2020), <https://pubmed.ncbi.nlm.nih.gov/33364249/>.

RÉHAULT-GODBERT, S., *et al.*, «The Golden Egg: Nutritional Value, Bioactivities, and Emerging Benefits for Human Health», *Nutrients*, vol. XI, n.º 3 (2019), <https://www.ncbi.nlm.nih.gov/pmc/articles/PMC6470839/>.

SEID, H., y M. ROSENBAUM, «Low Carbohydrate and Low-Fat Diets: What We Don't Know and Why We Should Know It», *Nutrients*, vol. XI, n.º 11 (2019), <https://pubmed.ncbi.nlm.nih.gov/31726791/>.

SHIL, A. y H. CHICHGER, «Artificial Sweeteners Negatively Regulate Pathogenic Characteristics of Two Model Gut Bacteria, *E. coli* and *E. faecalis*», *International Journal of Molecular Sciences*, vol. XXII, n.º 10 (2021), <https://doi.org/10.3390/ijms22105228>.

TENG, M., *et al.*, «Impact of coconut oil consumption on cardiovascular health: a systematic review and meta-analysis», *Nutrition Reviews*, vol. LXXVIII, n.º 3 (2020), pp. 249-259, <https://pubmed.ncbi.nlm.nih.gov/31769848/>.

WALLACE, T. C., «Health Effects of Coconut Oil: A Narrative Review of Current Evidence», *Journal of the American College of Nutrition*, vol. XXXVIII, n.º 2 (2019), pp. 97-107, <https://pubmed.ncbi.nlm.nih.gov/30395784/>.

ZHANG, X., *et al.*, «Egg consumption and health outcomes: a global evidence mapping based on an overview of systematic reviews», *Annals of Translational Medicine*, vol. VIII, n.º 21 (2020), pp. 325-331, <https://pubmed.ncbi.nlm.nih.gov/33313088/>.

Índice de recetas

PANES, SALSAS, CREMAS Y SNACKS

POSTRES

Índice de ingredientes